LAS VOCES DE LA LOCURA

José María Álvarez

Fernando Colina

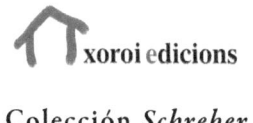 xoroi edicions

Colección *Schreber*

Créditos

Título original:
Las voces de la locura

© José María Álvarez y Fernando Colina, 2016

Del capítulo: «Entre voces» — © Fernando Colina
Del capítulo: «El hombre hablado. A propósito del automatismo mental y la subjetividad moderna» — © José María Álvarez

© De esta edición: Pensódromo 21 / Red ediciones S.L., 2016

Diseño de cubierta: Pensódromo

Esta obra se publica bajo el sello de Xoroi Edicions (www.lacasadelaparaula.com) y en el marco de la Comunidad de Editores (www.comunidadeditores.com)

Editor: Henry Odell
e–mail: henry@pensodromo.com

ISBN rústica: 978-1533008848
ISBN ebook: 978-84-944421-9-3

Índice

Prólogo

Este libro habla por sí mismo de un largo trabajo conjunto, de intereses compartidos y de dos estilos diferentes. Después de casi tres décadas de colaboración, llama la atención que sigamos dando vueltas a las mismas cuestiones sobre la condición humana y la psicopatología. Una de ellas, las relaciones del lenguaje y la locura, da pie a esta obra.

Han pasado unos cuantos años desde las primeras publicaciones sobre el automatismo mental, las voces y la xenopatía, es decir, sobre el polo esquizofrénico de la psicosis. El inicial interés por las relaciones del lenguaje y la locura se ha desplazado paulatinamente hacia los vínculos entre la psicopatología y la historia de la subjetividad, y de esa trabazón llegamos por último a la constitución xenopática del sujeto, esto es, al lenguaje como morada en la que habitamos e ingrediente que nos constituye. Un largo camino, como se ve, que parte de la psicología patológica y se dirige a la general, que transita de lo discontinuo a lo continuo y de lo múltiple a lo uno. Y vuelta a empezar, siguiendo un incesante flujo dialéctico. Todas esas perspectivas se anotan en el texto que abre este libro, en el que se circunscribe el perímetro de nuestra averiguación y se trazan las líneas a seguir: «El automatismo mental. Del lenguaje como sustancia del alma».

De los últimos movimientos de ese tránsito dejamos aquí constancia. Lejos de darnos por satisfechos, nos pareció que avanzábamos un paso más en nuestro plan cuando añadíamos al análisis psicopatológico de las alucinaciones verbales o voces la perspectiva de la historia de la subjetividad. El caso es que, a través de distintas vías, concluimos, de forma provisional, que las voces propiamente psicóticas constituyen una manifestación exclusiva de la Modernidad, incluso que resulta difícil concebirlas en otro tipo de subjetividades anteriores. A sabiendas de que no se trataba más que de una hermosa especulación, nos empeñamos en dotarla de argumentos clínicos e históricos, al hilo de los cuales surgió la propuesta del origen histórico de la esquizofrenia, elaborada a lo largo de dos publicaciones: «Las voces y su historia: sobre el nacimiento de la esquizofrenia» y «Origen histórico de la esquizofrenia e historia de la subjetividad». Ambas pueden leerse en esta obra adecuadamente corregidas y revisadas. A ellas se suman otros dos textos («Entre voces» y «El hombre hablado. A propósito del automatismo mental y la subjetividad moderna»), con los que intentamos afianzar, con otros enfoques y estilos, los planteamientos iniciales.

Con la introducción de la perspectiva histórica nos desmarcamos decididamente del modelo biomédico, hegemónico en la actualidad. De hecho, esta obra, con propuestas quizás atrevidas, amplía la visión antinaturalista de las enfermedades mentales con la que estamos comprometidos. Con ello, a los enfoques de otros tiempos sobre la función del delirio, los polos de la psicosis, la condición melancólica del ser, la articulación de lo continuo y lo discontinuo, de lo uno y lo múltiple, por mencionar algunos de ellos, añadimos ahora el encuadre de la historia de la subjetividad. Mediante esta indagación intentamos iluminar ciertos cambios que afectaron al deseo, al sujeto y a la mentalidad. En nuestra opinión, la aparición de las voces propiamente psicóticas constituyó la manifestación más conspicua de esa transmutación subjetiva. De ahí que propusiéramos, con cierta osadía, el origen histórico de la esquizofrenia y viéramos en el hombre hablado la caricatura del sujeto moderno.

Cuando se sigue con tiento el hilo de la historia, de pronto aparece una especie de nudo, una densidad ensortijada, al aproximarse a los albores de la Modernidad. Da la impresión de que el sujeto acometió por entonces ciertas vivencias inauditas, sobrevenidas sobre todo a consecuencia de los límites del lenguaje, y de la angustia y soledad que eso generó. De pronto las representaciones no alcanzaban a revestir el territorio existente y lo real se adueñaba de una parte de la experiencia. Es ahí donde situamos la emergencia de las voces esquizofrénicas, en ese nuevo mundo terrible y mudo, descoyuntado entre la ciencia y el Romanticismo. Un mundo del que han desaparecido aquellos seres intermedios (ángeles, *daimones*, etc.) que hacían de lo sobrenatural algo cercano y amigable. En definitiva, un mundo sin Dios que empuja a experiencias inéditas.

A partir de esta perspectiva doble, las voces se nos muestran tanto en su dimensión de injuria como en la de saludable compañía. Desde un punto de vista psicopatológico, las voces *dicen* sin decir lo que nadie acierta a entender. Si las analizamos según un enfoque histórico, las voces se nos antojan como la respuesta inteligente de la locura a la soledad del hombre moderno, ese hombre perplejo que se disuelve en un universo imposible de simbolizar.

A la par que indagábamos en esas cuestiones, seguíamos dándole forma a una idea, a la que cada día consideramos más sólida y bien fundamentada, respecto a la posible articulación de lo continuo y lo discontinuo, de lo uno y lo múltiple, aspecto que constituye uno de los problemas tradicionales de la filosofía occidental y es un pilar principal de la psicopatología. Surgió de ahí «Sustancia y fronteras de la enfermedad mental», un escrito de psicopatología general que recuperamos para esta obra después de revisarlo atentamente. Cierra el libro «El sujeto de la melancolía», estudio dedicado a la raíz melancólica del hombre, cuyo enfoque aúna de nuevo los componentes históricos y psicopatológicos, es decir, la condición universal de la subjetividad y la condensación morbosa de la tristeza.

Con excepción de «Entre voces» y «El hombre hablado», el resto de los estudios han sido escritos mano a mano. Todos ellos invitan a una lectura atenta si se quiere seguir las pesquisas y desenredar los argumentos, a veces imposibles.

Los autores

El automatismo mental.
Del lenguaje como sustancia del alma

La historia y el sujeto / La sustancia del alma

1. La historia y el sujeto

Entre otras cosas, la historia enseña a distinguir lo duradero de lo efímero. Basta con el paso del tiempo para que se aplique su inexorable dictamen, sea cual sea el ámbito del que se trate. Hay conceptos e ideas que dejan una huella indeleble y se convierten en referentes, mientras la inmensa mayoría de ellos se aviejan apenas salen de la cuna. También en el estudio de la condición humana, sobre todo en sus extremos más patéticos, se impone la sentencia de la historia. La psicopatología cuenta con algunas de esas referencias modélicas e intemporales, sobre todo la histeria, la melancolía y la paranoia (delirio). Cualquiera de ellas, en su calidad de tipos clínicos, constituyen magnificaciones de las dificultades habituales que afectan a todo sujeto en lo tocante al deseo, la tristeza y la interpretación, tres ingredientes básicos de nuestra condición.

El automatismo mental contiene asimismo uno de esos

elementos esenciales: el lenguaje y sus múltiples aristas. Sobra con esta razón para que se sume a la terna antes enumerada y se erija en el mirador privilegiado desde donde analizar las relaciones entre el sujeto y el lenguaje. Pero a diferencia de la histeria, la melancolía y la paranoia, el automatismo mental casi no tiene historia, por lo que suponemos que informa de algún tipo de cambio en la subjetividad. Son numerosas las preguntas que esos referentes intemporales siguen formulando. Su valor consiste precisamente en la capacidad de interrogar y suscitar curiosidad. Como rocas indestructibles, esos modelos de referencia han visto formarse a su alrededor numerosas teorías que aspiraban a explicarlos pero acababan finalmente sucumbiendo. Porque las teorías son efímeras si se las compara con las preguntas que las provocan y alientan. La mera mención de los referentes que elegimos como guía es suficiente para saber si estamos del lado de la historia y del sujeto o del lado del cientificismo y de las enfermedades mentales.

2. La sustancia del alma

En la Île de la Cité, corazón de la ciudad de París y lugar de su fundación, Clérambault comenzó, hace ahora un siglo, a elaborar el síndrome del automatismo mental. Lo que esta descripción aportó a la psicopatología clínica contiene una enseñanza que no se ha devaluado con el paso del tiempo. Seis son, cuando menos, los aspectos que conservan hoy día el más vivo interés. Todos ellos renuevan su actualidad y la extienden a territorios situados mucho más allá de la importancia que le confirió en su tiempo el singular médico de la Enfermería especial de la Prefectura de Policía.

El primero, enmarcado en la investigación historiográfica, sitúa el automatismo mental como la culminación de la fenomenología descriptiva, cenit de las observaciones sobre las alucinaciones desarrollado por los clínicos franceses a lo largo del siglo xix y primeras décadas del xx. En él confluyen las aportaciones semiológicas más brillantes, desde Esquirol hasta Séglas, pasando por Baillarger. A lo largo de ciento treinta años, paulatinamente, las alucinaciones verbales abandonarían el apartado de la patología de la percepción para inscribirse —como propuso Séglas— en el de la patología del lenguaje interior.

De esas contribuciones habría de surgir la figura del xenópata, es decir, el sujeto hablado por el lenguaje, de quien Clérambault ofrece el retrato más esmerado. Y aquí radica el segundo aspecto, de índole estructural, que nos muestra de forma clara y dramática la relación del sujeto y el lenguaje. Desde esta perspectiva adquiere fundamento la pregunta acerca de si los trastornos del lenguaje son una manifestación de la psicosis o la psicosis es un efecto del desorden de la relación del sujeto con el lenguaje. A esta consideración aporta la noción de xenopatía argumentos de reflexión reveladores. A nuestro parecer, el concepto *xenopatía* incluye una representación privilegiada de la fractura interior, pero aporta un matiz esencial que otros términos (disgregación, escisión, disociación, discordancia, esquizofrenia, etc.) no contienen: un elemento «extraño», «extranjero» (*xénos*), habita en el interior de lo más íntimo del ser y su presencia lo enferma (*phatie*). El lenguaje que nos constituye, elemento íntimo y a la vez extraño, se adueña paulatinamente del sujeto y acaba hablando a través de él (xenopatía del lenguaje). De forma descriptiva lo usamos para referir la inefabilidad de experimentar el propio pensamiento, los propios actos, las propias sensaciones corporales o los propios sentimientos como si fueran ajenos, impropios o impuestos, como si estuvieran determinados o provinieran de otro lugar —no importa que sea exterior o interior— del que el sujeto, perplejo y sumido en el enigma, no se reconoce como agente sino como un mero y exclusivo receptor.

Pero el automatismo mental no se limita a una descripción micro-fenomenológica del nacimiento a la psicosis o de su periodo de estado. En su conjunto —este es el tercer aspecto— constituye un modelo nosológico para pensar la locura. En él se muestra el proceso de edificación de las psicosis alucinatorias crónicas desde el surgimiento de los fenómenos elementales, esas miniaturas en las que está inscrita el conjunto de la experiencia psicótica, hasta el gran síndrome con componentes alucinatorios, delirantes, cenestésicos y motrices; esto es, desde el síndrome de pasividad (retrato preciso de la tiranía que ejerce el lenguaje sobre el esquizofrénico) hasta la gran fragmentación simbólica y corporal descrita en el triple automatismo mental. Además, este modelo destaca la discontinuidad de la experiencia que entraña el desencadenamiento, llegando hasta el extremo de la conformación de una «personalidad segunda», tan ajena como extraña a la personalidad premórbida.

El cuarto aspecto que destacamos sitúa al automatismo mental como la expresión más depurada del *pathos* moderno: la experiencia del hombre hablado, fragmentado, interino de sí mismo. Más que ningún otro trastorno mental, el automatismo mental, la esquizofrenia y las locuras discordantes son el testimonio directo de la presencia amenazadora, autónoma, parásita e intrusa del lenguaje, cuya manifestación por excelencia es la ruptura de unidad interior que asola al hombre moderno. De ella encontramos testimonios de primera mano en el ámbito de la experiencia alucinatoria. En ella se ha basado el psicoanálisis para construir su teoría, en la cual la división subjetiva se da como hecho constitutivo y el lenguaje se propone como quintaesencia del ser, relegando así su vertiente meramente comunicativa. También ese determinismo del lenguaje sobre el hombre y la fragmentación que lo acompaña inexorablemente se pone de relieve en la moderna literatura (Joyce, Woolf, Faulkner), la lingüística y la filosofía, especialmente en Heidegger y sus seguidores.

Estas experiencias de fragmentación, de las cuales las voces o alucinaciones verbales son la expresión más reveladora, parecen estrechamente vinculadas a la singularidad del *pathos* del hombre de la época de la ciencia y la declinación de la omnipotencia divina. Surge de aquí un quinto aspecto consistente en interrogarse sobre el origen histórico de la esquizofrenia (el polo esquizofrénico o xenopático de la psicosis). Siguiendo esta hipótesis, la esquizofrenia debería concebirse como una enfermedad histórica que expresa la profunda transmutación de la subjetividad sobrevenida con la aparición del discurso científico, con el que el hombre se abrió a nuevos tipos de experiencias respecto a las relaciones con el mundo, los otros y consigo mismo. Esta propuesta, cuyos argumentos extraemos de la historia de la subjetividad y de la psicopatología clínica, se sumaría a las que contradicen con vigor la visión de las enfermedades mentales como hechos de la naturaleza. Además, llevando hasta el extremo dicha propuesta, podríamos concebir la esquizofrenia como un síntoma de la ciencia, en la medida en que ese trastorno señala los límites infranqueables relativos a lo que la propia ciencia ignora de sí misma.

Por último, el automatismo mental es la bisagra que articula la clínica clásica y el psicoanálisis moderno. Las elaboraciones de Lacan sobre el lenguaje, el goce, lo real y la psicosis se inspiran directamente en el automatismo mental; en este sentido, la descripción de la xenopatía clérambaultiana da pie a la construcción de una teoría en la que el lenguaje o discurso del Otro determina y conforma al sujeto. Ahora bien, la clínica clásica y su precisa semiología aportan las herramientas necesarias para, en la mayoría de los casos, distinguir mediante criterios fenomenológicos al loco del cuerdo. Hay en el último tramo de la enseñanza de Lacan, sin embargo, una vuelta de tuerca más que interesa a nuestra reflexión: si se admite que el lenguaje es constitutivo del ser (*parlêtre*), podría pensarse una dimensión genérica de la xenopatía, una experiencia común a todos los hombres, a partir de la cual surgiría la nueva pregunta de por qué no estamos todos locos o por qué no todos experimentamos el lenguaje como un ente autónomo que nos usa para hablar en nosotros y a través de nosotros. Desde este punto de vista, al pensamiento tradicional de la clínica estructural (neurosis *versus* psicosis; cordura *versus* locura) se añade el de una clínica continuista, en la cual la psicosis sería una experiencia originaria común de la que los neuróticos lograrían zafarse con éxito mediante el empleo eficaz de ciertos mecanismos defensivos.

Todos estos aspectos convierten al automatismo mental en el gran referente para pensar la locura moderna, la representada por la fragmentación y las voces, es decir, por el polo más esquizofrénico de la psicosis. Pero también, transitando de la psicología patológica a la psicología general, el automatismo mental constituye la más importante apoyatura de la raigambre lingüística que nos convierte en sujetos y que hace del lenguaje la sustancia del alma.

Las voces y su historia:
sobre el nacimiento de la esquizofrenia[1]

*Pregunta / Hipótesis / Espíritus intermedios / Lo imposible y las
voces / Un lenguaje extraño / Pathos y lenguaje / De las imágenes
a las palabras / Palabras rotas y desamparadas / Ecos de un
fracaso*

1. Pregunta

La pregunta por la historia de las psicosis es muy difícil de formular. Cualquier imprecisión acota el resultado y cierra el camino a otra posibilidad. Nuestra reflexión gira en torno a las voces de los psicóticos y quiere interrogarse sobre si este síntoma primario —aceptando la terminología fenomenológica—, probablemente el más característico en nuestro tiempo de la esquizofrenia, ha estado siempre presente en las manifestaciones de la locura o, si por el contrario, es de aparición reciente en su sintomatología.

La perspectiva histórica que nos interesa necesita tres exclusiones previas. Primero, descartamos la historia de la

---

1. Publicado anteriormente en *Átopos*, 2007, n.º 6, abril, pp. 4-12. Para la presente edición, el texto se ha corregido y adecuado al conjunto de la obra.

propia medicina, del conjunto de los saberes médicos, pues no nos incumbe en este momento conocer cuáles han sido los modelos teóricos que se han utilizado para elucidar la locura. Poco nos dice sobre el tema que nos convoca la evolución conceptual que se extiende desde la primitiva concepción humoral hasta la aparición de la psiquiatría en los albores del siglo XIX, y, dentro de esta última, los sucesivos avatares y disputas entres las corrientes *somáticas* y *psíquicas*[2]. A nosotros, en este momento, nos mueve un hecho concreto: saber si los psicóticos de todos los tiempos han oído voces, o bien si su aparición es más acusada en la Modernidad o, al menos, cualitativamente diferente a como se había presentado antes. En paralelo a esta hipótesis, se aportarán algunas reflexiones destinadas a vincular el surgimiento de la esquizofrenia con la Modernidad, esto es, con la aparición del discurso científico y con una particular relación del hombre con el lenguaje.

En segundo lugar, dejamos aparte todo lo que incumbe al tratamiento de la enfermedad, a las distintas prácticas terapéuticas, pues poco o nada nos dicen salvo lo que concurra, como información indirecta, acerca de la presencia de las voces y su hipotética evolución histórica.

Por último, alejamos de nuestra atención todo cuanto corresponda a una perspectiva biológica de la psicosis, entendiendo que este punto de vista defiende una constancia de la esquizofrenia similar a la que puedan conservar a lo largo de los tiempos la tuberculosis o la litiasis biliar. Enfermedades, en suma, con una causa, una clínica y un desenlace siempre similares, donde las condiciones sociales o psicológicas pueden modificar su frecuencia, su gravedad o el sentimiento de peligro que las acompaña, pero no su entidad o su esencia. La naturaleza

---

2. Véase, en esta misma obra, el capítulo «Sustancia y fronteras de la enfermedad mental».

física, en este sentido, es muy poco histórica o lo es en unos lapsos tan grandes que escapan a nuestra reflexión.

Lo que ahora reclama nuestra atención es conocer si existe una historia que afecte al deseo, a la subjetividad o a la mentalidad de las personas. Porque, de ser así, cabe que las heridas más notables del hombre, esto es, la tristeza que nos melancoliza, la autorreferenciaególatra que nos vuelve paranoicos y la fragmentación que nos lleva a la esquizofrenia, hayan conocido cambios a lo largo de la historia. Y uno de esos cambios podemos centrarlo alrededor de las voces, por si acaso éstas son un síntoma histórico de las psicosis y su aparición debe atribuirse a un desgarrón distinto de la persona aparecido en una determinada época, en concreto, la Edad Moderna. De ser así, la cuestión que se suscita, lógicamente, será también la recíproca: la presencia de las voces nos orientará sobre la naturaleza de la enfermedad y, por consiguiente, sobre las heridas humanas más distintivas.

2. Hipótesis

Las diferencias que queremos establecer se desarrollan en torno a dos elementos: la creencia en espíritus invisibles que comparten la realidad con nosotros, y la condición intrínseca de la palabra cuando se confronta con el fondo de las cosas.

Ambas contribuirían a que, llegado un momento en la historia de las mentalidades y la estructura del sujeto, las locuras hayan encontrado su expresión más característica en las voces delirantes y alucinatorias, esos síntomas propios de las psicosis que hoy configuran el núcleo del llamado automatismo mental.

Es cierto que en los testimonios antiguos que se conservan no aparecen descritas las voces como padecimientos propios de los locos, pero esto, por sí mismo, no prueba nada. Sabemos que el interés por lo que decían y formulaban los enajenados es relativamente reciente y coincide prácticamente con la inauguración de la psiquiatría. Se ha dicho —por Foucault— que hasta Pinel no hay un claro interés por conocer qué dice un alienado, por qué lo dice y con qué intención lo cuenta. Nos consta también que, hasta esas mismas fechas, los autores citan casi siempre de segunda mano las declaraciones sintomáticas de los enfermos, las cuales se repiten invariables desde la Antigüedad a lo largo de los escasos textos que dan cuenta de ellas. Por ese motivo, todo cuanto digamos acerca de la aparición de las voces como un síntoma reciente en la fenomenología psicótica o, al menos, como una acentuación específica de la Modernidad, no pasa de ser una mera suposición, sin demostración posible, cuyo alcance tratamos simplemente de evaluar y en ningún caso demostrar. Toda comparación efectiva con el pasado es realmente imposible y sólo tolera, a lo sumo, una hipótesis preparatoria.

3. Espíritus intermedios

Hasta no hace mucho, todos los pueblos occidentales han compartido la idea de que unos entes intermedios entre los dioses y los hombres convivían junto a nosotros en el mismo espacio físico y mental. Espíritus, *demones* (genios), ángeles o diablos han participado de nuestra experiencia como un hecho inequívoco y común hasta que la mentalidad científica los fue desplazando al campo de la ficción y la fantasía. Es revelador, en este sentido, que Montaigne (1533-1592), elegido para la ocasión como exponente de una nueva mentalidad, exprese su apoyo decidido a las doctrinas socráticas salvo en lo que hace referencia a su trato con los *demones*, que le parecen el producto de una creencia supersticiosa y superficial: «Nada digiero con tan gran trabajo en la vida de Sócrates como sus éxtasis y diablerías»[3].

Opinión aún madrugadora si pensamos que Descartes (1596-1650), con quien realmente identificamos un cambio revolucionario en nuestra racionalidad —como se lee al final de su primera *Meditación*— todavía está preocupado unos años después por la presencia de genios malignos que con astucia y malas artes se interponen en el curso de su pensamiento[4].

Una explicación sustanciosa del papel de los espíritus en aquellos tiempos la encontramos en un artículo de Tasso (1544-1595), *El mensajero*, que tiene especial significación para nosotros por dos razones. Por un lado, porque está escrito ya en una época tardía, 1580, en los albores por lo tanto de la Modernidad. Y, en segundo lugar, porque lo compone en el período de locura, durante los siete años y medio que permaneció internado en el hospital de Sant'Anna por orden del Duque de Ferrara. En este texto revelador, Tasso sostiene que, en el orden impuesto por Dios y su ministra la naturaleza, nada va de un extremo a otro sin pasar por el medio. Así, al igual que la naturaleza odia el vacío y reclama la ayuda del aire para penetrar en los cuerpos y ocupar todos los intersticios, los ángeles y demonios son necesarios para interponerse entre las especies inferiores y superiores, entre lo mortal y lo inmortal, entre lo humano y lo divino[5]. De esta suerte, mientras Montaigne empieza a descorrer un espacio racional que no precisa intermediarios inteligibles entre el hombre y la divinidad, o

---

3. MONTAIGNE, M. de: «De la experiencia», *Ensayos*, T. III, Barcelona, Iberia, 1968, p. 276.

4. *Cf.* DESCARTES, R.: *Meditaciones metafísicas*, Madrid, Alfaguara, 1977, p. 21.

5. *Cf.* T. TASSO, *Los mensajeros*, Valladolid, Cuatro, 2007, pp. 65-66.

entre la persona y las cosas materiales, un psicótico de genio agudiza un interés renovado por los espíritus, probablemente porque facilitan su delirio y, en cierto modo, templan su ánimo al ceder el protagonismo de las voces a figuras más o menos demoníacas que aún siguen siendo reales para el sentido común de los contemporáneos. Las voces del poeta italiano, por lo tanto, son aún voces de los espíritus y no esas voces inefables que asaltan al esquizofrénico que hoy frecuentamos. «Me susurró al espíritu aquel gentil espíritu que suele hablarme en mis imaginaciones»[6], escribe Tasso como muestra de lo que decimos.

4. Lo imposible y las voces

Pero, al tiempo que han desaparecido los espíritus amigables o amenazantes de nuestro entorno, la realidad se ha ido descarnando, volviéndose tanto más cruda cuanto que la *lingüisticidad* del mundo ha entrado en crisis. Según la ciencia incrementaba su precisión y claridad en la superficie del mundo, el Romanticismo abría un abismo en el corazón del hombre y un territorio sin palabras en el interior de las cosas. En la realidad se ha ido entreabriendo un hueco que las palabras ya no aciertan a delimitar. La *cosa en sí* kantiana, la *voluntad* de Schopenhauer, la *oscuridad* de Schelling, la *pulsión* de Freud o lo *real* de Lacan, dan testimonio de esa experiencia radicalmente moderna que conduce al hombre hasta los límites del lenguaje, allí donde la representación no alcanza a revestir el territorio existente. Sin embargo, mientras que para el filósofo de Königsberg la *cosa en sí* —ese ámbito transfenoménico e inerte que no está sometido al tiempo ni al espacio ni a la causalidad— delineaba los límites entre lo cognoscible y

---

6. *Ídem*, p. 37.

lo incognoscible, para Freud y Lacan ese *real*, ya activo y amenazante, alcanza a constituir una de las dimensiones propias de la experiencia humana, sellando así el fracaso de lo simbólico y abriendo las puertas a un más allá del placer y del deseo.

De este descubrimiento es hija la psicosis propia de la Modernidad. La esquizofrenia, tal y como la conocemos, no puede ser anterior a este tiempo histórico, cuando la subjetividad descubre una incapacidad nueva y radical en el dominio del lenguaje. Las voces de los esquizofrénicos no son otra cosa que las respuestas del sujeto a lo imposible, respuestas al fin y al cabo ante la presencia de ese *real* que ha surgido ininteligible, peligroso y amenazador. Surgen del cortocircuito establecido entre una palabra fundida y perdida entre las cosas y la urgencia del lenguaje que acude a sofocar como puede, es decir, con el delirio, la herida que se ha abierto en el mundo y en la división del hombre. Las voces, en este caso, son la lengua muda que empieza a recobrar el habla, son un alfabeto naciente y titubeante. A un psicótico que conocemos, las voces le dicen «vacío», como si le recordaran la tarea original de crear algo, rellenar y simbolizar. A Schreber le decían algo parecido, le obligaban a pensar[7]. Las voces son el comienzo del racionalismo mórbido del esquizofrénico.

Ahora bien, del mismo modo que el esquizofrénico es precursor e investigador de una nueva realidad, revela también el testimonio de un temor desconocido. Sabemos que la angustia moderna ha sido definida por Kierkegaard como el resultado de una culpabilidad liberada del pecado pero aún sometida a esa posibilidad[8]. El psicótico, en

---

7. *Cf.* D. P. SCHREBER, *Sucesos memorables de un enfermo de los nervios*, Madrid, AEN, 2003, p. 58.

8. *Cf.* S. KIERKEGAARD, *El concepto de angustia*, Madrid, Alianza, 2007, p. 44 y ss.

cambio, es quien ha llevado su inocencia aún más allá, hasta alcanzar un territorio donde a la ausencia radical del pecado, esto es, del deseo, se une también la pérdida de las instrucciones sobre el manejo del verbo. Muchas veces nos preguntamos sobre las características de la angustia del esquizofrénico, ese pavor que situamos por encima de la angustia neurótica, que, por muy informe y referida a la nada que sea, acertamos a nombrar y delimitar con palabras, aunque éstas se refieran al vacío y a la ausencia precisamente de palabras. Sin embargo, el esquizofrénico habría penetrado en un mundo enigmático, tan oscuro que ha perdido por el camino cualquier posibilidad de nombrarlo, ni siquiera como ausente o incognoscible. Esa presencia sustancial de las tinieblas en las que se extravía, solo y sin el ropaje del lenguaje, constituiría el nivel desolador de su angustia, la cota donde se fractura el lenguaje. Bien distinta resulta esta experiencia de la que puedo forzar si una noche solitaria contemplo con intensidad el firmamento y me cuestiono sobre el misterio de la vida y las dimensiones del cielo. No se trata aquí de este tipo de angustia ante lo que no tiene explicación, sino de la que experimentan quienes han metido el cielo en su cabeza extraviando las palabras que puedan dar cuenta del acontecimiento. No como el poeta nocturno que admira las estrellas y siente el estímulo trémulo de lo inefable, sino como quien ha perdido hasta la posibilidad más remota del lenguaje.

5. Un lenguaje extraño

La desaparición de los espíritus en nuestro imaginario nos confronta más directamente con los abismos que bordean la pulsión, es decir, con la omnipotencia de lo divino y el núcleo mudo de la realidad. Huérfanos de ángeles y diablos, las palabras del hombre moderno tienen que dar cuenta por sí solas de una divinidad sin Dios y de una realidad sin representación cada vez más descarnada, la cual apenas acertamos a formular pese a que se abalanza sobre nosotros con malos modos.

«Nada distingue tanto al hombre antiguo del moderno como su entrega a una experiencia cósmica que este último apenas conoce», escribe Benjamin en *Dirección única*[9].

La temible aberración de los modernos —continúa Benjamin— consiste en considerar irrelevante y conjurable esta experiencia, y dejarla en manos del individuo para que delire y se extasíe al contemplar hermosas noches consteladas. Pero lo cierto es que se impone cada vez de nuevo, y los pueblos y razas apenas logran escapar a ella, tal como lo ha demostrado, y del modo más terrible, la última guerra, que fue un intento por celebrar nuevos e inauditos desposorios con las potencias cósmicas[10].

En efecto, el psicótico actual carece de esa experiencia con la que rellenar fácilmente su potencial mundo delirante. Nuestro psicótico no dispone de un mundo sobrenatural compartido con otros seres. Está falto de una experiencia cosmológica que le posibilite tratar la inmensidad del universo, y no acierta a revestir ese mundo mudo y temible que se ha despertado con la escisión del hombre moderno, atrapado y descoyuntado entre la ciencia y el Romanticismo. Un mundo volcánico capaz de reventar las frágiles palabras que entran en contacto con él, esas mismas palabras que comprometen al psicótico hasta desencadenar la locura y ocupar su cabeza con las nuevas voces del automatismo mental, tan inclinadas más tarde a dar testimonio de un supuesto asesinato del alma

---

9. BENJAMIN, W.: *Dirección única*, Madrid, Alfaguara, 1987, p. 96.
10. *Ídem*, p. 97.

o a erigirse en el campo de batalla de dos fuerzas cósmicas que comprometen a su oidor.

Los fenómenos de posesión que identifican la locura, a falta de seres espirituales, tienen como inicial poseedor a los residuos de la palabra. Son las nuevas construcciones, entonces, las que vienen a sorprender al esquizofrénico con un lenguaje extraño. Sin embargo, esas palabras reconstruidas en principio no le dicen nada, salvo insinuar el insulto, la alusión, el ruido o el eco del pensamiento. Delirar, en cierto sentido, es el esfuerzo de resucitar los espíritus antiguos para que ocupen el espacio lingüístico que la psicosis ha destruido, es decir, para restablecer la continuidad entre la entidad espiritual y la lingüística, separadas desde el momento del desencadenamiento. De este modo se ratifica que aquella presencia de seres espirituales, ángeles o diablos, asentada por la tradición en el dominio de nuestra naturaleza psíquica, ha sido transformada por la ciencia en un fenómeno de la locura.

6. Pathos *y lenguaje*

Jubilados los espíritus intermedios de sus funciones saludables y puestas en entredicho la omnisciencia y la omnipotencia de Dios por el racionalismo y por el positivismo de la mentalidad científica, la medicina alienista de principios de XIX continuó sirviéndose de los *demones*, los espíritus y las vivencias de los místicos para establecer la raigambre patológica de las voces, consideradas en adelante alucinaciones del oído. Se trata, no obstante, de un período de transición en el que los pioneros de la psicopatología elaboran aún sus teorías echando mano de los autores clásicos y de los ideales de la ciencia médica. Nada sorprende, en este sentido, que Pinel, profesor de Medicina y director de manicomio, dejara escrito lo que sigue: «Apenas se puede hablar de las pasiones como enfermedades del alma, sin haber tenido antes presentes en la mente las *Tusculanas* de Cicerón y las otras obras que este hombre genial consagró a la moral en los años en que maduraba en edad y experiencia»[11].

Pero el auge del alienismo no consiguió rebasar la primera mitad del siglo XIX, orillado paulatinamente por el empuje de la ciencia psiquiátrica y la psicología experimental. Desde las primeras descripciones y teorías de Esquirol sobre las alucinaciones, hasta que un siglo después las visiones de la fragmentación subjetiva comenzaran a formularse con los nombres de «esquizofrenia» (Bleuler), «automatismo mental» (Clérambault) o «locuras discordantes» (Chaslin), se suceden algunos hitos psicopatológicos cuya lógica puede precisarse en torno a tres procesos paralelos y dependientes. En primer lugar, se advierte un desplazamiento del interés por el ámbito visual hacia el verbal y el auditivo. En segundo lugar, los fenómenos alucinatorios ruidosos, exteriores y sonoros cederán su protagonismo a ese enjambre de pequeños signos xenopáticos que nombran la atomización radical de la identidad. Por último, y como resultado de los dos anteriores, la fascinación suscitada entre los psicopatólogos por las relaciones entre las alucinaciones y el lenguaje, encontrará los más cabales fundamentos explicativos en la obra de Freud, la cual se afirma desde el principio en la relación consustancial que une el lenguaje y la subjetividad.

Como resultado del proceso epistemológico que acaba de apuntarse, la patología del lenguaje se convertirá en uno de los protagonistas principales de la nueva concepción del sujeto, a resultas de la cual la consideración tradicional de la lengua como instrumento destinado a la comunicación dará paso a una perspectiva más inquietante en la que nosotros somos los instrumentos de los que se

---

11. PINEL, Ph.: *Traité médico-philosophique sur l'aliénation mentale*, París, Brosson, 1809, p. 12.

vale el lenguaje para manifestarse. La presencia de voces alucinatorias y de pensamientos impuestos, las descripciones de la esquizofrenia, la psicosis alucinatoria crónica, el automatismo mental y las locuras discordantes verbales, también las últimas novelas de James Joyce, reflejan en todos sus relieves el sometimiento del sujeto moderno a las leyes de la palabra. El lenguaje no ha sido fundado, sino que es él quien funda, dirá Heidegger para reflejar este proceso.

7. De las imágenes a las palabras

Las figuras del visionario, el ventrílocuo y el xenópata ilustran con claridad los hitos arriba señalados. Dejando a un lado las grandes tendencias que conformaron el saber psicopatológico, resulta llamativo que Esquirol —el primer teórico de las alucinaciones— calificara de «visionario» al alucinado: «Un hombre que tiene la convicción íntima de una sensación actualmente percibida, aun cuando ningún objeto hiera sus sentidos, se encuentra en un estado de alucinación; es un *visionario*»[12]. El énfasis puesto en la dimensión visual se advierte también en las ilustraciones clínicas, en las cuales el componente auditivo aparece relegado.

También esta predominancia de la dimensión espacial con que «se hace visible el reino de las sombras»[13], resulta dominante en el análisis que Kant, medio siglo antes, realizara de Emanuel Swedenborg en *Los sueños de un visionario* (1766), sin duda su libro más curioso y punto de partida de su filosofía crítica. Kant, que compartió parte del siglo con Pinel, se vio obligado a estudiar la locura

---

12. ESQUIROL, J.-E.-D.: *Tratado completo de las enajenaciones mentales consideradas bajo su aspecto médico, higiénico y médico-legal*, Madrid, Imprenta del Colegio de sordomudos, 1847 [1838], p. 67.

13. KANT, I.: *Los sueños de un visionario*, Madrid, Alianza, 1987, p. 43.

para examinar los límites de la razón, rectificando así la exclusión de Descartes —analizada por Foucault— que no consideraba la locura ni siquiera como un engaño de la razón. En su estudio del «archivisionario de todos los visionarios», capaz de mantener relación directa con los espíritus y las almas, es significativo que Kant dudara entre encontrar similitudes de la metafísica con la obra del autor sueco —«tan sorprendentemente semejante a mis quimeras filosóficas»[14]—, o despacharle «rápida y definitivamente a la enfermería»[15]. En cualquier caso, su concepción del lenguaje relativo a estas experiencias sigue siendo la tradicional: «El lenguaje de los espíritus consiste en una comunicación inmediata de las ideas, pero siempre va unido a la apariencia de aquel lenguaje que habla en las restantes ocasiones y es concebido como exterior a él»[16].

Sin embargo, apenas una década después de que Esquirol publicara sus dos volúmenes sobre las enfermedades mentales, su alumno Baillarger acierta a captar los susurros y murmullos de las voces que conviven con el alienado, describiendo al alucinado mediante la metáfora del «ventrílocuo». Son los propios locos —advierte— quienes pronuncian las palabras con la boca cerrada, como hacen los ventrílocuos. De especial relevancia resulta también destacar que Baillarger se guió de las experiencias de los místicos cuando distinguió las alucinaciones sensoriales y las psíquicas. Al leerlos, se percató de las diferencias existentes entre las «locuciones intelectuales», las que suceden en el interior del alma, y las «voces corpóreas», esas que atruenan los oídos. «No tengo necesidad de añadir —escribió— que la división que propongo para las alucinaciones, y a la

14. *Ídem*, p. 89.
15. *Ídem*, p. 70.
16. *Ídem*, p. 94

que he sido conducido por la observación directa de los alienados, es la de los autores místicos; solamente han sido cambiadas las palabras. Llamo alucinaciones *psíquicas* a las visiones y a las locuciones intelectuales, y alucinaciones *psicosensoriales* a las visiones y a las locuciones corporales»[17].

Los pasajes que acaban de citarse muestran de forma ejemplar, a nuestro parecer, un desplazamiento de la dimensión visual a la auditiva, de la mirada a la voz, de las imágenes a las palabras. Palabras, cuya presencia e intromisión cada vez más evidente, irán configurando el nuevo rostro del alienado moderno. Estas pinceladas históricas ilustran asimismo sobre la tendencia a considerar erróneamente patológicas ciertas experiencias que, en otro tiempo y para muchas personas, no eran otra cosa que los resortes espirituales que les servían para vivir. A este respecto conviene evocar el anacrónico análisis psicológico que Lélut dedicó a Sócrates y su *demon* en 1836. Al hilvanar su sesudo estudio con referencias clásicas (Cicerón y Plutarco, especialmente) y con otras provenientes de autores más cercanos en el tiempo, se advierte esa predisposición inexorable que culmina convirtiendo a Sócrates en un loco y a la voz divina de su *demon* en «[...] las alucinaciones auditivas más manifiestas y más inveteradas que jamás haya podido observar un médico»[18].

Si se admite que la figura del visionario diera paso a la del ventrílocuo, la progresión nos llevaría finalmente a proponer la del xenópata[19]. Por tal entendemos la del

---

17. BAILLARGER, J. : *Recherches sur les maladies mentales*, T. I, París, Masson, 1890, p. 397.

18. LÉLUT, F.: *Du Démon de Socrate*, París, Trinquart, 1836, p. 122.

19. La imagen del xenópata es la que mejor refleja la del hombre roto, dividido, fragmentado o escindido, expresión extrema de la fractura de la unidad interior para la que se emplean numerosos términos: disgregación, escisión, disociación, discordancia, esquizofrenia, etc. A diferencia de otros

sujeto hablado por el lenguaje, cuyas ilustraciones más depuradas se hallan en las páginas de Séglas y Clérambault[20]. Al quedar desposeído del lenguaje como instrumento, el sujeto se convierte en una fuente parásita que recibe sus propias palabras como si le fueran ajenas, pero en su perplejidad tiene la rotunda convicción de que esas palabras le conciernen en lo más íntimo de su ser. De esta forma, a falta de esos parapetos contra lo *real* que en otro tiempo encarnaron los espíritus, el lenguaje se ha transformado en una presencia amenazadora, en una potencia autónoma que busca a los psicóticos para hacerse oír, convirtiéndolos en xenópatas que «[...] juegan a la alucinación como algunos niños se divierten jugando al teléfono»[21].

8. Palabras rotas y desamparadas

Las voces psicóticas, además de inefables, son mudas con toda probabilidad. En realidad, todos experimentemos

---

similares, el vocablo *xenopatía* incluye esa representación del desgarro interior, pero aporta un matiz esencial que los demás no contienen, de ahí el amplio uso que le damos: en lo más íntimo de nuestro ser habita algo ajeno y esa presencia acarrea la enfermedad. Aunque el uso habitual se limita al estado enfermizo en el que un sujeto siente que se actúa sobre él a distancia, nosotros destacamos que ese elemento extraño, es decir, el lenguaje que nos constituye, acaba poseyendo al sujeto y hablando a través de él (xenopatía del lenguaje). Por eso, de manera general, entendemos por xenopatía la experiencia de influencia e imposición del lenguaje, del pensamiento, de los actos y sentimientos. La inspiración principal que fundamenta esta noción proviene de la experiencia alucinatoria, a partir de la cuales se han descrito los delirios de influencias (Séglas), el automatismo mental (Clérambault) y el síndrome de acción exterior (Claude).

20. *Cf.* J. SÉGLAS, *Leçons cliniques sur les maladies mentales et nerveuses*, Asselin et Houzeau, París, 1895; G. G. de CLÉRAMBAULT, *El Automatismo Mental*, Madrid, Eolia-Dor, 1995; H. CLAUDE, «Mécanisme des hallucinations. Síndrome d'action extérieure», *L'Encéphale*, 1930, 25 (5), pp. 345-359.

21. SÉGLAS, J. : «Préface», en H. EY, *Hallucinations et délires*, París, Alcan, 1934, p. II.

unas voces calladas que no pasan de ser voces de la conciencia, voces que no acertamos a oír en ausencia de aquellos espíritus intermediarios que mediaban a nuestro favor. Los esquizofrénicos, por contra, son los que sonorizan esas voces silentes, o los que simplemente oyen el silencio. Del «pensamiento que no dice nada» hablaba Schreber, por poner un ejemplo ilustre sobre este acontecimiento. Los alucinados no oyen cosas inexistentes, sino que más bien oyen aquello que para nosotros ha enmudecido. Escuchan lo que no podemos oír. Escuchan a testigos desaparecidos para nosotros. Esto constituye la fuerza y verdad de su testimonio, aunque para formularlo necesiten el reclamo de la locura. Del lenguaje es imposible salir si no es bajo la condición de delirar, y es más allá del lenguaje donde reside el silencio sepulcral que sólo oye el psicótico, que es quien vuelve a oír lo que para nosotros ya permanecía silencioso por mor de la lengua que habitamos. Por ello a menudo sólo oye unas voces que hablan entre sí, de lo suyo. Hablan de sucesos inefables que no llegan del todo al psicótico, quien a lo sumo sabe que hablan pero no lo que dicen.

Al fin y al cabo, en la psicosis moderna el verbo campa a sus anchas sin llegar a hacerse carne en el discurso. Las voces reveladoras de la psicosis poco tienen que ver con aquellas anunciaciones que embriagaban a san Agustín: «Pero cuando del bajío más secreto de mi alma mi enérgica introspección dragó y amontonó toda la hediondez de mi miseria [...] he aquí que oigo una voz de la casa vecina, voz de niño o de niña, no lo sé, diciendo y repitiendo muchas veces con cadencia de canto: Toma, lee; *tolle, lege*»[22]. Tampoco tienen que ver con la voz que le habla a Sócrates que, además de perfectamente inteligible,

---

22. SAN AGUSTÍN: *Confesiones* (VIII, 12), Madrid, Aguilar, 1941, p. 379.

nunca es intimidatoria: «[...] me habéis oído decir muchas veces, en muchos lugares, a saber, que hay junto a mí algo divino y demoníaco [...]. Está conmigo desde niño, toma forma de voz y, cuando se manifiesta, siempre me disuade de lo que voy a hacer, jamás me incita»[23]. El psicótico del presente

23. PLATÓN: *Apología de Sócrates*, en *Diálogos*, vol. I, Madrid, Editorial Gredos, 1981, p. 170 (31 c-d). Muchos han sido los comentarios acerca del demonio (*demon* o *daimon*) socrático a lo largo de los tiempos. Con el nacimiento de la psiquiatría, esa referencia tradicional entre los estudiosos se volvió motivo de análisis psicopatológico, convirtiendo a Sócrates en un loco alucinado. Antes de precipitarse en juicios, conviene tener presente algunas consideraciones. Los antiguos griegos creían que al nacer se les asignaba un *daimon* que, en parte, determinaba su destino, según refiere el neoplatónico JÁMBLICO (*Sobre los misterios egipcios*, Madrid, Editorial Gredos, 1997). Era su genio personal, su carácter, su modo de ser, unas veces bueno y otras malo. Tantas fueron las alusiones de Platón al *daimon* de Sócrates que aquello originariamente referido al destino o a una divinidad cualquiera, se convirtió en una facultad suprema y directiva del ánimo, en un acompañante permanente. «La religiosidad de Sócrates —escribe Tovar— tomó en cuenta, sin abandonar las viejas creencias, estas conclusiones racionales. Y así, de esta manera comenzó a atribuirse a sí mismo un demonio propio, pero no racionalizó este *daimon* hasta identificarlo con su carácter personal, con esa prefiguración del destino que cada hombre lleva en su carácter, sino que, por el contrario, mantuvo la creencia en los *daimones* como personas independientes con sobrenaturales poderes» (TOVAR, A.: *Vida de Sócrates*, Barcelona, Círculo de Lectores, 1992, p. 248). Parece que Sócrates llamaba *daimon* a un sentido interior que le ponía en comunicación con los dioses, una interiorización de la inspiración divina que se manifestaba a otros en agüeros, oráculos y otro tipo de cultos. La relación de Sócrates con su *daimon* está muy bien perfilada en este comentario de Apuleyo: «Cuando no bastaban los consejos de la sabiduría, Sócrates seguía los presagios de su demonio, y su respetuosa obediencia le hacía agradable a su dios» (APULEYO: «El demonio de Sócrates», en *La metamorfosis*, Barcelona, Iberia-J. Gil, 1946, p. 309). Estas opiniones, en las que el análisis no descuida el contexto histórico y cultural, contrastan con las interpretaciones psicopatológicas de Lélut. De erudición abundante y estilo algo pomposo, este alienista, tras analizar la relación con su *daimon*, no duda en calificar a Sócrates «teósofo» y «visionario», mejor dicho: «Un loco, esta es la única opinión verdadera». Le parece que Sócrates podría haber sido toda la vida un hombre especial, singular, extraordinario. En cambio, estaba convencido de que esa «voz era un agente sobrenatural», cuando en realidad no eran más que «inspiraciones de su conciencia». «Este pensamiento, demasiado vivo, demasiado ardiente, demasiado propenso a llevarse al exterior, a revestirse de un cuerpo, a convertirse en una imagen, o, cuando menos, una sensación auditiva, adquiere en efecto esta última forma, y entonces fue cuando comenzaron las alucinaciones de Sócrates, es decir, la especie de locura más irrefutable» (LÉLUT, F.: *Du Démon de Socrate*, París, Trinquart, 1836, pp. 97-98).

LAS VOCES DE LA LOCURA

ya no goza de esta fortuna, de ese remedio revelador que calma y repara «el pavoroso silencio de Dios» del que habla san Agustín, o que corrige amablemente nuestra conducta, según el sentir de Sócrates. Al contrario. Pues, aunque con el tiempo acabe encontrando cierta complacencia en compañía de las voces, la primera reacción que experimenta es la queja de oírlas. Las voces del esquizofrénico se han convertido en palabras alusivas, sin nadie que las soporte, sin otro que las formule. Palabras rotas, las más de las veces, que comienzan haciéndose sentir a través del ruido y la materia, que son el componente original que comporta el significante. Palabras *atemáticas* y *anidéicas*, como indicaba Clérambault. Palabras, por consiguiente, desamparadas, incapaces de organizarse en un discurso que no sea el de la construcción paulatina de lo delirante.

9. Ecos de un fracaso

Entre los antiguos la voz era todavía un espíritu carnal que animaba el discurso y la vida de los hombres. «En el principio existía el Verbo. Y el Verbo se hizo carne», leemos en san Juan. El Espíritu nos *visita* y se encarna. Así se muestra en nuestra religión y así lo hace igualmente en nuestra cultura clásica. A este respecto, hay que recordar lo que Plutarco cuenta de Sócrates y su *demon*: «[...] en muchas ocasiones califica [Sócrates] de impostores a quienes decían haberse comunicado mediante visiones con algún ser divino, mientras que atendía y se informaba con interés de quienes afirmaban haber oído una voz»[24]. Las voces eran siempre voces de verdad y lo siguen siendo para el psicótico.

Todas las voces de los psicóticos son soplos. Soplos que

---

24. PLUTARCO: «Sobre el demon de Sócrates», en *Obras morales y de costumbres (Moralia)*, vol. VIII, Madrid, Editorial Gredos, 1996, pp. 239-240 (*Moralia* 588 C).

insuflan conocimiento. El soplo es siempre engendrador. Las voces, desde este punto de vista, son fenómenos creadores, enraizadas en esa condición inventiva que es consustancial a la psicosis. Y son también, por la misma causa, fenómenos divinos en su mayor parte. Se muestran como revelaciones, como descubrimientos reveladores. En el fondo, las voces psicóticas son mensajes del cielo. De hecho, siempre encontramos algo metafísico y trascendente en las psicosis. Schreber localizaba muy bien la aparición de los fenómenos sobrenaturales en su enfermedad, y separaba con relación a ellos un antes y un después. Pero las voces de Schreber ya no son voces antiguas, sino voces recientes, científicas, discontinuas. Signos matemáticos que cuesta interpretar y mucho más enlazar para constituirse en un discurso que nos acerque a los demás.

El significante que anuncian las voces esquizofrénicas en sus formas iniciales, aún carentes de significación, es el rumor de la pulsión y del silencio melancólico de las cosas. Rumor que asciende a murmullo cuando la cosa se vuelve poco a poco letra y reclama al otro para que le provea de significación. El otro incorpora el significado para que el significante intente convertirse ya en palabra y encarnación. En ese momento, el «devanado mudo de los recuerdos», «el paso de un pensamiento invisible», «la famosa palabra que no dice nada», como síntomas más significativos en el diluvio metafórico con que Clérambault y Schreber aciertan a describir el vacío del automatismo inicial, se convierten ya en posibilidad de seudoalucinación, esto es, en posibilidad de voz[25]. Y el destino de estas primeras voces y, en general, de todas las seudoalucinaciones, es repetirse en eco, ese mismo que para Clérambault era el núcleo del automatismo. El

---

25. *Cf.* G. G. de CLÉRAMBAULT: «Les psychoses hallucinatoires chroniques. Analyse. Pathogénie» [1924], *Œuvre Psychiatrique*, Vol. II, París, P.U.F., 1942, pp. 495-526.

eco es el testimonio de la palabra fracasada que no acierta a incorporarse al surco continuo del lenguaje y salta a cada momento como un disco rayado en el pensamiento. La voz esquizofrénica representa ese fracaso, la presencia ausente del otro que ocupa la escisión como un cuerpo extraño y a la vez impuesto.

Se entiende ahora que podamos interpretar las voces como gritos que reclaman la presencia de alguien, proferidos en soledad. Todas las voces del esquizofrénico son filtros amorosos. Son voces de amor, de un amor incomprendido y enigmático la mayor parte de las veces, que se vuelve también incomprensible para nosotros. Las voces del psicótico proceden del desengaño amoroso. La voz delirante es un reclamo que pretende dar sentido al otro cuando el amor ha fracasado, pero que sólo despierta la intencionalidad, el perjuicio y el odio.

Es cierto que, en general, no se sabe lo que dicen las voces, pues son inefables. Son «un puro absurdo» acompañado de «injurias», dice Schreber. Sin embargo, sabemos lo que significan. Todas significan *ven*. Digan lo que digan, el psicótico las devuelve como un *ven*. Llaman al otro para hacer compañía al psicótico. Raptan al prójimo, con su canto, en un rapto de amor vocal y especulativo sucedido en el límite de lo humano.

Origen histórico de la esquizofrenia
e historia de la subjetividad[26]

*Planteamiento / Definición del sujeto / Historia de la
subjetividad / La esquizofrenia como enfermedad histórica /
El lenguaje y las alucinaciones / Las voces son el síntoma
revelador de una época*

1. Planteamiento

La pregunta acerca del origen histórico de la esquizofrenia, comprometida desde el punto de vista ideológico y compleja de argumentar, se formula en esta ocasión a partir de tres supuestos generales. El primero considera que las enfermedades del alma o mentales están sujetas a variaciones a lo largo de la historia; el segundo atribuye estas variaciones sobre todo a los universos simbólicos; el tercero plantea que el origen de la esquizofrenia —en concreto del automatismo mental y de la xenopatía del lenguaje[27]— es relativamente reciente.

26. Publicado en *Frenia*, 2011, XI, pp. 7-26. Versión corregida y adecuada a esta publicación.

27. Sobre el concepto, descripción y psicopatología de la xenopatía, véase, en esta misma obra, «El hombre hablado...», epígrafes 2, 3 y 4, pp. 85-106.

Estos tres supuestos se mantienen articulados por el nexo del lenguaje, tanto en la dimensión constitutiva de lo que somos, pensamos, queremos y sufrimos-gozamos, como en la vertiente expresiva y descriptiva del *pathos*. A fin de enmarcar nuestro planteamiento, conviene señalar al menos dos posibilidades a la hora de analizar las variaciones del *pathos* a lo largo de la historia: una se centra en los cambios que afectan a un trastorno concreto; otra, más amplia en su enfoque, tiende a diferenciar entre aquellas alteraciones que han estado presentes desde tiempo inmemorial y aquellas otras que parecen haber surgido en determinado momento histórico. De la primera —más superficial por cuanto los cambios influyen en la presentación clínica en determinado período y lugar (patoplastia) y no en la esencia o estructura (patogenia)— nos brinda un ejemplo incomparable la histeria, en la cual un fondo de insatisfacción intemporal e inmutable adquiere expresiones distintas en función de las figuras del saber y del poder a las que se interpele. De la segunda posibilidad, sin duda más controvertida, en el terreno de la locura podemos hallar desde la Antigüedad descripciones precisas de lo que hoy día llamamos melancolía, manía (excitación) y paranoia, pero no puede decirse lo mismo de la esquizofrenia (automatismo mental) que, según argumentaremos después, se originó en determinado momento histórico en el que se produjo una profunda transmutación de la subjetividad, cuya expresión más reveladora son las *voces* (alucinaciones verbales).

Aunque la opinión general considere que la esquizofrenia existe desde siempre, a finales del pasado siglo algunos autores ya se formularon la pregunta sobre su posible origen histórico[28]. Con respecto a este debate resulta

---

28. Kraepelin se hace eco de la opinión común y la amplifica cuando afirma, al final del epígrafe dedicado a las causas y la frecuencia de la demencia

obligado evocar los trabajos de Hare y Crow. Pese a sus muchas divergencias, ambos tienen en común una concepción biológica de la enfermedad: vírica, según Hare; genética, en opinión de Crow. Desde este punto de vista, se trata de explicar por qué el agente infeccioso causante de la esquizofrenia se activa en determinado contexto histórico (revolución industrial), o qué cambios en la estructura del cerebro han ocasionado la aparición de esa enfermedad. En su libro *On the History of Lunacy: the 19th Century and after*[29], Edward H. Hare argumenta su tesis de que las enfermedades no son estáticas, sino que pueden aparecer de pronto, crecer y decrecer, incluso sin la intervención del hombre. Respecto a la esquizofrenia propone que se produjo «algún cambio de naturaleza biológica, alrededor de 1800, de manera que a partir de entonces aumentó la frecuencia de un determinado subtipo de esquizofrenia»[30]. Lo hace a sabiendas de la dificultad de hallar descripciones clínicas anteriores al siglo XIX que avalen su planteamiento, obstáculo que por lo demás atañe igualmente a quienes opinan que existe desde tiempo inmemorial.

También Timothy Crow alcanzó ciertas resonancias en nuestro pequeño mundo cuando publicó, en 2000, un artículo de hermoso título y contradictoria argumentación[31]. Allí proponía una hipótesis según la

---

precoz, que «lo más probable es que la enfermedad sea antiquísima» (KRAEPELIN, E.: *Psychiatrie. Ein Lehrbuch für Studierende und Ärzte*, Vol. III, Leipzig, J. A. Barth, 1913, p. 918).

29. *Cf.* E. H. HARE: *On the History of Lunacy: the 19th Century and after*, Londres, Gabay, 1998. Con Introducción de Rogelio Luque, el libro de Hare se editó en español con el título *El origen de las enfermedades mentales* (Madrid, Triacastela, 2002).

30. *Ídem*, p. 218.

31. *Cf.* T. CROW, «La esquizofrenia como precio que paga el *Homo sapiens* por el lenguaje: una solución a la paradoja central en el origen de la esquizofrenia», en J. SANJUAN (ed.), *Evolución cerebral y psicopatología*,

cual el cambio genético que posibilitó la adquisición del lenguaje («la capacidad más específicamente humana») y permitió el desarrollo independiente de ambos hemisferios está vinculado con los síntomas nucleares de la esquizofrenia. Según Crow, estos «se pueden entender como el fracaso en establecer el normal y asimétrico procesamiento de la secuencia fonológica en el hemisferio dominante. Este fracaso se centra en la dificultad de aplicar la señalización que permite al hablante distinguir la palabra hablada y oída de sus pensamientos»[32].

De manera diferente a estos planteamientos, el nuestro se nutre de una historia de la subjetividad y sitúa el origen histórico de la esquizofrenia en la época moderna. Este planteamiento implica una definición del sujeto vinculado consustancialmente con la locura y las heridas humanas; conlleva asimismo precisar el tipo de transformación subjetiva que sobreviene con la Modernidad. En nuestra opinión, esta transformación se caracteriza por un tipo de división y fragmentación de la identidad nunca antes conocido. En ese contexto es donde germina la discordancia esquizofrénica como nueva forma del *pathos*, en la cual la xenopatía de las voces alucinatorias constituye el signo más evidente de tan inaudita experiencia.

2. Definición del sujeto

Las condiciones para afirmar que la esquizofrenia no es una enfermedad natural sino cultural e histórica, propia de la época moderna, no son comprensibles —como advertíamos antes— sin plantearnos una historia de la subjetividad[33].

Madrid, Triacastela, 2000, pp. 193-226.

32. *Ídem*, p. 218.

33. Recientemente, siguiendo otras pesquisas aunque llegando a conclusiones

Sin duda, el concepto que domina en el panorama actual de las ciencias humanas como representante psíquico de la identidad, después de los de alma, espíritu, conciencia o yo, es el de sujeto. Sin embargo, pese a su hegemonía, su perfil es muy complejo y frágil. Además, la idea de sujeto moderno es en sí misma inabarcable y se escurre ante toda posible categorización. En rigor, adquiere su propiedad de sujeto en virtud de esa fuga constante que lo vuelve inasible.

Desde que se consolida a partir de la Ilustración, o al menos adquiere una mínima consistencia conceptual, el sujeto articula una doble función: la que deriva de la reflexividad del yo (Descartes) y la que rige cualquier relación interpersonal establecida. Sujeto es quien trata con los demás y al mismo tiempo se observa y se juzga en un acto de indagación interior. Mediante un gesto hegeliano del que aún somos herederos, el sujeto llega a serlo porque es a la vez para el otro y para sí mismo[34]. Incluso se podría ir más allá, pues lo que hace sujeto al sujeto es el descubrimiento de que no es dueño enteramente de su casa y de que en su propio interior habita otro que lo gobierna y lo confunde. Sujeto, entonces, es quien escucha, obedece y corrige tanto al otro exterior con el que hablamos, como al otro interior que habla y desea en y por nosotros. Es la omnipresencia dialéctica del otro la que nos hace sujetos. De manera que el sujeto camina siempre desdoblado en estas dos direcciones.

---

cercanas a las que aquí proponemos, Enric Novella y Rafael Huertas han analizado la esquizofrenia como un trastorno de la subjetividad característicamente moderno que destaca por aunar alteraciones de la conciencia, la vivencia del cuerpo y la vida social. *Cf.* E. NOVELLA y R. HUERTAS, «El Síndrome de Kraepelin-Bleuler-Schneider y la Conciencia Moderna: Una Aproximación a la Historia de la Esquizofrenia», *Clínica y Salud*, 2010, vol. 21, n.º 3, pp. 205-219.

34. «La autoconciencia es en sí y para sí en cuanto que y porque es en sí y para sí para otra autoconciencia; es decir, sólo es en cuanto se la reconoce» (HEGEL, G. W. F.: *Fenomenología del espíritu*, México DF, F.C.E, 1985, p. 113).

Estos perfiles determinan finalmente sus características más distintivas. De ellas destacamos dos en especial: el inconsciente y la historia. En primer lugar, hay que dar cuenta del proceso por el cual el sujeto se diferencia del yo y reconoce al inconsciente. La subjetividad moderna se abre paso cuando, traspasada la revolución cartesiana, el yo deja de coincidir consigo mismo y revela sus servidumbres. El yo descubre su condición subjetiva al volverse permeable al inconsciente, es decir, cuando deja de coincidir consigo mismo y se enajena en una doble alteridad: la del otro con quien habla y la del otro que le habita. Ya no está definido por el dominador «yo pienso», sino más bien por el servil «ello piensa». Por esa razón, al sujeto le define, antes que nada, la alienación, la locura. Son sus heridas las que le proporcionan identidad. Es la locura la que consolida al sujeto en medio de la sinrazón, la melancolía, la división y la fragmentación. El hombre definido por lo que le falta es el sujeto que denominamos neurótico, mientras que el sujeto vacuolado y lacunar, escindido y fragmentado corresponde al sujeto psicótico (esquizofrénico y xenópata).

En segundo lugar, el sujeto se sitúa en referencia al tiempo y a la historia. El sujeto no tiene una solidez intemporal sino que fragua en el seno de las épocas y de los discursos. El sujeto está en evolución constante y sus heridas van cambiando con el discurrir de los siglos. Por eso la locura no puede ser reducida a un hecho natural sino que constituye un acontecimiento histórico, si no el más grave quizá el más genuino de todos los que nos afectan.

3. Historia de la subjetividad

La historia del sujeto es principalmente la historia de sus fracasos, es decir, la historia de su locura, puesto que la locura no es un avatar circunstancial del sujeto sino su condición de posibilidad, su premisa constitutiva. Con razón, el primer historiador de la subjetividad, Foucault, empezó por ella su estudio[35].

Ahora bien, este carácter temporal nos obliga a cuestionar con mayor precisión aún los efectos de la historia. La pregunta es crucial pero muy compleja, y nada del pensamiento tradicional nos ayuda a formularla.

Un requisito inicial nos exige distinguir entre lo estrictamente histórico y lo simplemente cultural, que se diferencian aquí sin llegar a contraponerse del todo. Pues lo cultural, si aceptamos su empleo restringido, afecta tan sólo a las mutaciones superficiales derivadas de la variación de las costumbres, de los estilos narrativos y de las estrategias del deseo, que en su conjunto vienen a superponerse con lo que se ha llamado cambios de mentalidad. Desde el ángulo de las modificaciones culturales, podemos estudiar los cambios en la presentación de los síntomas, la evolución de su tratamiento o la influencia que la recepción social ejerce sobre su apariencia. No es lo mismo, desde este punto de vista, estar loco en un siglo que en otro, ni entre los inuit que en Ginebra o en la desembocadura del río Congo. Las psicosis, al fin y al cabo, no son entidades naturales fijas sino procesos plásticos sometidos a una transformación constante.

Sin embargo, estos cambios que llaman la atención del historiador tradicional, del sociólogo o del antropólogo no afectan al sujeto en su sentido más profundo. En cierta medida podemos calificarlos de epidérmicos o aparentes, sin llegar por ello a ser inconsistentes. Están bien representados por la plasticidad de la histeria, que muestra su mejor talento adaptando los síntomas a la

---

35. *Cf.* M. FOUCAULT, *Historia de la locura en la época clásica*, 2 vols., México DF, F.C.E., 1976 [1964].

época pero sin variar su estrategia. En cambio, lo histórico a lo que nos referimos afecta a una movilidad más honda. No responde ni a los cambios rápidos de la sociología ni a los lentos de la naturaleza ni tampoco a los derivados del encaje cultural de la locura. Alude más bien a un movimiento profundo que afecta a las heridas de la subjetividad, a nuevas formas de soledad, de división y melancolía que resultan de introducir la discontinuidad en nuestro mismo ser, que es la condición más propia del sujeto. En ese contexto puede proponerse que la esquizofrenia es un trastorno moderno, puesto que refleja una división y una fragmentación de la identidad de dimensiones hasta ahora desconocidas. Una identidad atomizada que se corresponde con la creciente individualidad e interiorización del hombre moderno, la misma que ha venido acompañada de su deconstrucción y disolución, esto es, del rechazo del *principium individuationis*.

Se ha dicho que Rousseau fue el primero, tras el precedente de san Agustín, en incluir la temporalidad en el sujeto, y se ha sostenido, también legítimamente, que Freud reguló estas modificaciones mediante un modelo psicogenético de índole determinista. Pero su temporalidad propiamente histórica es un hallazgo de Foucault. Su historia inicial de la locura y su posterior historia de la subjetividad despejan este nuevo espacio, revelando un movimiento histórico impredecible en la constitución del sujeto y en el fracaso fundador y constitutivo de la locura[36].

36. Con respecto a la historia de la subjetividad de Foucault, Paul Weyne escribe: «[...] el conocimiento histórico, por su parte, si pretende llevar hasta el final sus análisis de una época dada, debe llegar, más allá de la sociedad o de la mentalidad, a las verdades generales en las que las mentes de la época en cuestión se hallaban encerradas sin saberlo, como peces en una pecera» (WEYNE, P.: *Foucault. Pensamiento y vida*, Barcelona, Paidós, 2009, p. 14). Una visión general e introductoria a la historia de la subjetividad se puede leer en Ch. y P. BÜRGER, *Una historia de la subjetividad de Montaigne a Blanchot*, Barcelona, Akal, 2001.

Así las cosas, la psicosis no sólo debe estudiarse como la peripecia de un sujeto individual que en un momento determinado *desencadena* un trastorno mental, sino también como el avatar de un sujeto histórico que se ve amenazado por unos peligros nuevos que vienen marcados por el *franqueamiento* de una época. Esta perspectiva es la que permite la defensa de la locura fuera del ámbito de las enfermedades naturales, entendiéndola no al modo de los hechos de la naturaleza, cuya lenta movilidad aparece casi inmutable a nuestros ojos, sino como acontecimientos móviles marcados por la cultura, que los define o colorea, y promovidos por la historia, que establece los perímetros de la identidad y la dimensión de los desgarramientos del sujeto que van sucediendo en cada época.

4. La esquizofrenia como enfermedad histórica

Aceptados los vínculos entre el sujeto y la locura, podemos ahora plantearnos la historia de la subjetividad interrogándonos sobre los cambios subjetivos que explican el surgimiento e imposición de la esquizofrenia en las sociedades modernas. Nos corresponde, por lo tanto, en este orden de cosas, entender lo que hasta ahora llamamos esquizofrenia —categoría cuyos días parecen contados— como el efecto de un desgarramiento cualitativamente distinto del hombre ilustrado.

Esa rotura empieza a ocupar el primer plano de aquellas descripciones que, como la esquizofrenia, las locuras discordantes y sobre todo el automatismo mental, trataron de superar la demencia precoz kraepeliniana, que faltaba al rigor clínico por extremar el carácter deficitario de la enfermedad sin apenas destacar la disgregación y ruptura de la unidad interior[37]. De este carácter fundamental, los nuevos autores derivaron las experiencias de atomización del lenguaje y del cuerpo, así como la querencia por el encierro solipsista y el alejamiento de los semejantes. Freud, Bleuler, Ballet, Chaslin, Clérambault, entre otros, describieron y analizaron este polo esquizofrénico de la psicosis enfatizando el desgarro de la identidad. Escisión, repudio, desdoblamiento, xenopatía, disociación y discordancia fueron algunos de los conceptos con los que se trató de nombrar la desunión personal y, al mismo tiempo, la invasión de una «otredad» que hace astillas la coraza de la identidad.

La contribución del naciente psicoanálisis resultó decisiva para impulsar la noción de esquizofrenia y de aquellas visiones de la subjetividad en que la división constituía el elemento esencial. A lo largo de toda su construcción teórica, Freud mantuvo en primer plano la división subjetiva, aspecto crucial que desarrolló en su metapsicología en los apartados tópico (inconsciente, preconsciente y consciente; yo, ello y superyó), dinámico (conflicto psíquico) y económico (empuje pulsional). A diferencia de Bleuler y otros autores, Freud concibió la división del sujeto como un hecho estructural, esto es, como un principio que afecta a todos los sujetos, no sólo a los esquizofrénicos[38]. En este sentido se puede afirmar

---

37. Con el término *Zerfahrenheit* señalaba Kraepelin la falta de encadenamiento lógico de las ideas o disgregación psíquica. *Die Zerfahrenheit* aparece en el texto kraepeliniano como un término superficial, sin una elaboración conceptual precisa. Kraepelin comenta esta «disgregación» en los pasajes dedicados a los dichos y a los escritos de los dementes precoces (*Cf.* E. KRAEPELIN, *Psychiatrie. Ein Lehrbuch für Studierende und Ärtze*, Vol. III, *op. cit.*, pp. 728 y ss.).

38. El término *Spaltung* («escisión»), con el que Bleuler describió la característica psicológica del grupo de enfermedades agrupadas bajo el término esquizofrenia, había sido con anterioridad empleado por Freud en sus publicaciones sobre la histeria: *Bewusstseinsspaltung* o «escisión

que la de Freud fue, hasta ese momento, la concepción teórico-clínica que mejor reflejó y explicó la subjetividad del hombre moderno. Esta posición resulta más acentuada en las elaboraciones de Lacan, para quien la psicosis fue siempre la referencia que inspiró sus modelos psicopatológicos. De hecho, el modelo borromeo parece una réplica teórica de la fragmentación y la discordancia que aflige al sujeto moderno: las relaciones entre las tres dimensiones de la experiencia subjetiva (real, simbólico e imaginario) no se dan de entrada y su conjunción no es algo «natural», lo que implica que el sujeto pasaría de la discordancia inicial a una cierta articulación equilibrante (de la enfermedad a la salud, si preferimos los términos médicos). En la misma perspectiva se puede entender la posición esquizo-paranoide descrita por Melanie Klein, el estado más temprano de la psique afectado por una angustia fragmentadora.

Como quiera que sea, hoy resaltamos la importancia de la esquizofrenia porque reina actualmente en medio de la locura. Ninguna otra alienación posee su profundidad, su riqueza sintomatológica y, nos atreveríamos a decir, su rigor y altura de miras. Y nos resulta capital porque no conocemos su causa. O mejor dicho: no la conoceremos nunca. Esta afirmación tan escéptica o tan realista, según se mire, descansa a su vez en dos motivos.

---

del contenido de la consciencia», etc. Para él no se trataba de un término que nombrara un mecanismo estructural específico, como *Verdrängung* o *Verwerfung*, sino de un concepto descriptivo destinado a resaltar la división intrapsíquica que afecta a todo sujeto. Como advierte en varios pasajes, la escisión del Yo no es en absoluto exclusiva de la psicosis: «El punto de vista que postula en todas las psicosis una *escisión de yo* no tendría títulos para reclamar tanta consideración si no demostrara su acierto en otros estados más semejantes a las neurosis y, en definitiva, en estas mismas. Me he convencido de ello sobre todo en los casos de *fetichismo*» (FREUD, S.: *Esquema del psicoanálisis* [1940], *Obras Completas*, Vol. XXIII, Buenos Aires, Amorrortu, 1975, p. 204).

El primero, de acuerdo con lo que se acaba de exponer, por el hecho de que la esquizofrenia no es una enfermedad de la naturaleza sino de la cultura y de la historia, y las ciencias humanas no son causales. La esquizofrenia surge en la época moderna con la emergencia del discurso científico y la declinación de la omnipotencia divina. Estos dos hechos interdependientes supusieron nuevos tipos de experiencias respecto a las relaciones con el universo, con los otros y con uno mismo; experiencias inauditas, escribe Pascal, como la de ser «una nada respecto al infinito». Esta posición del hombre ponía en entredicho o simplemente negaba la visión tradicional y tranquilizadora del universo geocéntrico aristotélico-ptolomeico, a la que los escolásticos y Dante habían añadido un significado religioso cristiano. Pero con la nueva cosmología científica, Dios pasaba —en el mejor de los casos— a la reserva, o bien se le consideraba directamente «una hipótesis innecesaria»[39]. En este contexto entendemos esa nueva angustia y soledad de la que da testimonio Pascal cuando escribe: «El silencio eterno de los espacios infinitos me espanta»[40].

---

39. Así contestó el astrónomo y matemático Pierre-Simon Laplace a la pregunta de Napoleón acerca de la ausencia de Dios en la nueva teoría del Sistema Solar. Esta respuesta, citada con frecuencia, puede leerse en su contexto en R. TARNAS, *La pasión de la mente occidental*, Girona, Atalanta, 2008, pp. 388 y 585-586.

40. PASCAL, B.: *Pensamientos*, en VVAA, *Moralistas franceses. Máximas, pensamientos y caracteres*, Córdoba, Almuzara, 2008, p. 80. La razón universal que rige y asegura el orden cósmico, concepción filosófica que, con argumentos distintos, predomina en Occidente desde la Antigüedad, se desvanece a lo largo del siglo XIX y es sustituida por la sinrazón, lo caótico y lo indeterminado; el mundo ha dejado de ser un todo ordenado en el que hombre se siente partícipe para convertirse en un pandemonio. De forma muy sintética, esta transformación que afecta a las relaciones del hombre con los dioses y el cosmos se puede ilustrar con tres instantáneas. En primer lugar, un retrato del hombre antiguo nos lo proporciona Jámblico cuando, evocando a Pitágoras (aproximadamente 582-507 a.C.), escribe: «Aplicaba sus oídos y concentraba su mente en la sublime sinfonía del universo, él solo escuchando y entendiendo, según sus manifestaciones, la universal armonía

No se nos puede ocurrir buscar algo parecido a la esquizofrenia actual entre los contemporáneos de Sócrates o en las selvas de la Amazonia. Sólo se puede encontrar desde el momento en que los modernos entregaron media cabeza a la ciencia para quedar desde entonces divididos, escindidos, al modo que entendió Pascal, en dos mundos mentales incompatibles que prefiguran la abrupta división entre positivismo y Romanticismo: uno de figuras geométricas y otro de trazos finos y sentimentales.

El segundo motivo proviene de un hecho muy próximo y parecido. La esquizofrenia no se limita a ser hija del espíritu científico sino que además, como se deduce de Lacan, es el síntoma de la ciencia. Es decir, no sólo nace de los estratos más profundos de una época determinada, de ese magma genealógico que cincela la mente y moldea a la persona, sino que señala los límites infranqueables acerca de aquello que la ciencia ignora de sí misma. Incluso creemos, yendo temerariamente más allá, que la esquizofrenia es el nombre que damos a la experiencia humana que sobrepasa a la ciencia por dentro. Es a la ciencia lo que la histeria es al cuerpo (un desafío a la causalidad física). Nos inclinamos a dar la razón a quienes piensan que la esquizofrenia no sólo es una perturbación propia de la Modernidad, bastante reciente por lo tanto en nuestra historia, sino un síntoma nuclear —epistemológico y social— de la

y concierto de las esferas y de los astros que se mueven en ellas» (*Cf.* JÁMBLICO, *Vida pitagórica. Protréptico*, Madrid, Editorial Gredos, 2003). En segundo lugar, la expectación ansiosa del naciente hombre moderno la ilustra la célebre frase, arriba citada, del matemático, físico y filósofo cristiano Blaise Pascal (1623-1662). Por último, esa visión caótica y absurda del universo, de una totalidad cuya esencia sería la de un ser demoníaco, egoísta, cruel y exento de conocimiento la hallamos, por ejemplo, en Arthur Schopenhauer (1878-1860); véase al respecto L. F. MORENO CLAROS, «Arthur Schopenhauer, el filósofo pesimista (Estudio introductorio)», en A. SCHOPENHAUER, *El mundo como voluntad y representación. De la cuádruple raíz del principio de razón suficiente*, Madrid, Editorial Gredos, 2010, pp. XI-CXLVII.

ciencia moderna, capaz de abordar cualquier cosa menos esa consecuencia ciega y muda de sí misma. Los síntomas —que no deben confundirse con los defectos— señalan el límite del conocimiento de cada uno, y para la ciencia ese límite interno se llama esquizofrenia.

Ello no es obstáculo para que, tras cualquier avance de la neurofisiología, los ideólogos de la ciencia crean haber descubierto la causa última del proceso, y damos fe de que no ha existido un solo año en nuestra profesión sin que se hayan anunciado nuevas propuestas *definitivas*[41]. Todas ellas inútiles, naturalmente, y sería estúpido añadir el colofón de «hasta ahora», pues la psicosis se sitúa siempre, por definición, en el otro borde del conocimiento, más allá de la causa y más acá de la ciencia. El sujeto y la locura se identifican por su capacidad para escapar de la reducción científica, como lo demuestra mejor que nadie el esquizofrénico.

Por eso, si alguien realmente piensa que puede definir la esquizofrenia o conocer su origen es que ha perdido la razón. Sólo los esquizofrénicos poseen el suficiente conocimiento de su dolencia, pero se lo guardan hasta hacernos creer que no tienen conciencia de su enfermedad. Custodian con celo su secreto en medio de la angustia y la soledad que los asola, a cuyo malestar también añadiríamos en este momento el abuso del diagnóstico, la ingeniería de los

41. El propio Eugen Bleuler afirmó con rotundidad, sin aportar prueba alguna, que la esquizofrenia es una única enfermedad, tanto desde el punto de vista clínico como del heredo-biológico, etiológico y anatómico: «El *origen orgánico* de la esquizofrenia es demostrable hoy en día con toda la evidencia que se quiera exigir» (BLUELER, E.: «La esquizofrenia» [1926], *Rev. Asoc. Esp. Neuropsiq.*, 1996, vol. XVI, n.° 60, p. 672). A finales del siglo pasado, sin embargo, una de las más reputadas estudiosas de la esquizofrenia, Nancy Andreasen, en una comunicación personal a Flaum afirmaba: «Sea lo que sea [la esquizofrenia] no sabemos qué es» (FLAUM, M.: «El diagnóstico de esquizofrenia», en Ch. L. SHRIQUI y H. A. NASRALLAH (Eds.), *Aspectos actuales en el tratamiento de la esquizofrenia*, Madrid, Edimsa, 1996, p. 87).

terapeutas de la conducta y los ataques impositivos de la psicoeducación.

Su angustia no es como nuestro temor egoísta con el que nos advertimos a nosotros mismos de que algo va por mal camino o que necesitamos alguna tutela. El esquizofrénico es centinela de la Modernidad antes que de su persona. Su angustia nos alerta sobre el destino que nos acecha y es una señal para la humanidad entera. Una advertencia de lo que el hombre puede llegar a hacer desde que cree infaliblemente en la ciencia. La esquizofrenia es un asalto a la razón que nos anuncia los riesgos que nos esperan. Es un asesinato individual del alma sólo comparable a la trituración de almas que, de modo riguroso y científico, se experimentó en Buchenwald o en cualquier otro campo de exterminio. La esquizofrenia es tan inexplicable como el genocidio nazi. Ambos representan los límites perplejos de la causalidad y nos obligan a pensar concienzudamente las fronteras.

5. El lenguaje y las alucinaciones

La psicopatología del siglo XIX y primeras décadas del XX ha sido testigo de las expresiones más descarnadas de la fragmentación del hombre ilustrado. De todas ellas, las que más llaman la atención por su novedad y afectación son las alteraciones del lenguaje, en especial las alucinaciones verbales o voces. Dependiendo de la perspectiva e ideología del observador, las voces han sido consideradas de muy distintas maneras. Para algunos autores son simples percepciones erróneas, síntomas positivos de una enfermedad cerebral llamada esquizofrenia. Para otros, entre los que nos incluimos, el sujeto alucinado se nos presenta sobre todo como un ser que no ha podido o sabido defenderse de la presencia xenopática del lenguaje que habla a través de él, es decir, como si estuviera poseído por el nuevo demonio que encarna el lenguaje. No faltan tampoco quienes, como Marius Romme y Alexandre Escher, consideran que escuchar voces no implica estar loco[42].

Lo que acaba de apuntarse nos obliga a precisar dos aspectos: el primero atañe a las relaciones del sujeto moderno con el lenguaje, cuyo exponente extremo situamos en las voces xenopáticas y el habla esquizofrénica (*schizophrene Rede*, según la expresión de Freud)[43]; el segundo, más especulativo, nos lleva a proponer que la presencia de voces alucinatorias o xenopáticas es una experiencia reciente y característica de la Modernidad.

A través de varias vías, entre las que destacan la investigación psicopatológica de las alucinaciones, el psicoanálisis, la literatura y la filosofía, durante los dos últimos siglos se produjo un cambio sustancial en las relaciones entre el sujeto y el lenguaje. Así, parece inconcebible que en la Antigüedad, la Edad Media o el Renacimiento se pudiera si quiera intuir que el sujeto es hablado y manipulado por el lenguaje, como les sucede a esos locos alucinados descritos por Baillarger, Séglas y Clérambault. También es nueva la concepción de que los síntomas —como propuso Freud y argumentó Lacan— se conforman de acuerdo con las leyes del lenguaje, o que el inconsciente tenga una estructura lingüística. Por otra parte, el propio lenguaje se convierte por primera vez

---

42. *Cf.* M. A. ROMME y A. D. ESCHER, «Hearing voices», *Schizophrenia Bulletin*, 1989, 15 (2), pp. 209-216. Entre los clásicos, Brierre de Boismont fue de los pocos que no estuvo de acuerdo en calificar de alienados a todos los alucinados. Su argumento se basa en la observación de algunos hombres destacados, en los que «la alucinación era un auxiliar del pensamiento». «La palabra alucinación, que utilizamos a falta de otra mejor, no es en este caso un síntoma de locura, sino el resultado del último estadio de la atención» (BRIERRE DE BOISMONT, A.: *Des hallucinations*, París, Baillière, 1862, p. 6).

43. Se trata de la primacía absoluta que adquieren las palabras sobre las cosas, del aplastamiento del significado por el significante.

en el protagonista de algunas novelas (J. Joyce, V. Woolf, W. Faulkner), desplazando a los personajes, paisajes, gestos e indumentarias, incluso relegando los diálogos para privilegiar los más secretos pensamientos[44]. A lo que cabe añadir, por último, la posibilidad de que, más allá de las concepciones empiristas del lenguaje como instrumento capital del pensamiento, Martin Heidegger pueda hacer del lenguaje la «casa del ser» y subrayar: «El lenguaje habla. Su hablar habla para nosotros en lo hablado [...]»[45].

Con todos estos hilos se fue formando una trenza en la que sujeto y lenguaje se han convertido en términos indisociables (el *parlêtre* de Lacan), concepción que nos aleja de tiempos pasados en los que se veía en el lenguaje un instrumento destinado a la comunicación, una facultad al servicio de la persona. Al mismo tiempo que se desarrollaban los estudios sobre las voces alucinadas —expresión por excelencia de la unión consustancial entre el sujeto y el lenguaje— se asentaba una inquietante perspectiva según la cual el lenguaje se servía del sujeto para hablar[46]. Más que ningún otro trastorno mental,

---

44. Al respecto debe mencionarse el vínculo orgánico entre lenguaje y personaje que James Joyce fue capaz de recrear en sus retratos del héroe moderno, que ya no es un prohombre sino un cualquiera, un antihéroe: «Hasta en el lugar más común, el más muerto de los seres vivientes puede interpretar un papel en un gran drama» (JOYCE, J.: *Occasional, Critical, and Political Writing*, Oxford, Oxford University Press [edición de Kevin Barry], 2008, p. 28).

45. HEIDEGGER, M.: *De camino al habla*, Barcelona, Ediciones del Serbal, 2002 [1959], p. 24. Contrario a atribuir al lenguaje un mero valor de signo, Heidegger propone que el lenguaje habla a través del hombre, cosa de la que había dado testimonio el poeta loco Friedrich Hölderlin, a quien Heidegger consideraba «el poeta del poeta».

46. La xenopatía del lenguaje, descrita con todo lujo de detalles por Baillarger, Séglas y Clérambault, ha supuesto la mayor contribución a la fenomenología del polo esquizofrénico de la psicosis. Con los signos de la xenopatía se puede reconocer a un loco y distinguirlo del cuerdo. Ahora bien, con las elaboraciones de Lacan al respecto de que toda palabra se forma en el Otro, es decir, que toda palabra es en sí misma xenopática, la

la esquizofrenia, el automatismo mental y las locuras discordantes son el testimonio directo de esa presencia amenazadora, autónoma e intrusa, de esa nueva experiencia de fragmentación que asola al hombre moderno. En este sentido, las voces muestran en toda su crudeza al sujeto sometido al lenguaje que recibe sus propias palabras como si le fueran ajenas, pero que, en su rotunda perplejidad, experimenta la convicción de que esas palabras le conciernen en lo más íntimo de su ser.

La metáfora promovida por Jules Baillarger de la marioneta en manos del «ventrílocuo», esto es, del sujeto alucinado hablado por el lenguaje, resulta tan palmaria como escalofriante[47]. El propio Baillarger, el primer gran estudioso de esta materia, observa que las alucinaciones del oído son las más frecuentes en los alienados y ofrece de ellas algunas características fenomenológicas que nos ayudan a distinguirlas de otras experiencias que se les asemejan sólo de lejos. Cuando describe las voces que hablan a los alucinados en segunda persona, advierte: «[estas voces] les amenazan, les injurian. Lejos de tomarse entonces esas amenazas y esas injurias como un producto de su inteligencia, tienen por el contrario la convicción de que todo eso proviene de sus enemigos»; al referirse a las que hablan en tercera persona, precisa: «[el alucinado] asiste, por así decir, como un simple espectador a una conversación

---

pregunta tradicional sobre qué es loco se desplaza a cómo es posible que no estemos todos locos. *Cf.* J.-A. MILLER, «Enseñanzas de la presentación de enfermos», *Ornicar?*, 1981, n.º 3, pp. 47-64.

47. BAILLARGER, J.: *Recherches sur les maladies mentales*, 2 vols., París, Masson, 1890, p. 311. Como hemos mostrado en otras ocasiones y se desarrolla extensamente en «El hombre hablado» (en esta obra), la historia de las alucinaciones destaca progresivamente las figuras del «visionario» de Esquirol, del «ventrílocuo» de Baillarger y Séglas, y sobre todo la del «xenópata» de Clérambault. En esta secuencia se advierte cómo el ámbito visual (Esquirol) pierde paulatinamente su protagonismo frente al auditivo y verbal (Baillarger).

de la que es el objeto»[48]. Rubricando estos aspectos fenomenológicos, ese loco de genio que fue Schreber aporta su propia experiencia y afirma con rigor y rotundidad: «[Las voces] son un puro absurdo, acompañado de una nada desdeñable acumulación de injurias»[49]. A medida que avanzaron las observaciones de las voces, el interés por los fenómenos más llamativos dio paso a la descripción de otros más sutiles y elementales, urdimbre con la que Clérambault habría de conformar el síndrome de pasividad. En paralelo al interés creciente por los fenómenos discretos de la xenopatía del lenguaje, la definición de las alucinaciones como «percepciones sin objeto»[50] (Esquirol y J.-P. Falret) fue desechada en favor de otra que las concebía dentro de la «patología del lenguaje interior», según propuso, con razón, Séglas[51]. De esta manera se confirma esa visión moderna del lenguaje como sustancia del alma, a partir de la cual el psicoanálisis ha erigido su doctrina y práctica, Heidegger conmocionó la filosofía y Joyce ha plasmado un universo lingüístico que se hace oír por medio de sus personajes.

Tal como aquí las definimos, las voces no habrían existido antes del desgarramiento de la identidad sobrevenido con la Modernidad. De conformidad con los argumentos aquí expuestos, esta afirmación no deja de ser arriesgada.

---

48. *Ídem*, pp. 278 y 279, respectivamente.

49. SCHREBER, D. P.: *Sucesos memorables de un enfermo de los nervios*, Madrid, AEN, 2003, p. 235.

50. Esta definición se debe a Jean-Pierre Falret, quien posiblemente se hizo eco de las enseñanzas de su maestro Esquirol. Al inicio de su estudio sobre la teoría de la alucinación (sexta lección), escribió: «La alucinación, esta percepción sin objeto, como a menudo se ha repetido [...]», seguramente evocando las palabras de Esquirol (FALRET, J.-P.: *Des maladies mentales et des asiles d'aliénés: leçons cliniques et considérations générales*, París, Baillière, 1864, p. 164).

51. *Cf.* J. SÉGLAS, «Préface», en H. EY, *Hallucinations et délires*, París, Alcan, 1934.

Para reforzarla, aportamos en esta ocasión tres nuevas consideraciones[52].

La primera supone un cuestionamiento de las conclusiones de cierta literatura psiquiátrica que, pecando de anacronismo, considera patológicas determinadas experiencias que en otros tiempos no lo eran por el simple hecho de estar inscritas en los discursos, usos y costumbres del momento. Como sucede con la esquizofrenia, por lo general suele darse por bueno que las voces existen desde siempre. Con el inicio del alienismo y la psiquiatría, se escribieron numerosas obras que aplicaban los conocimientos de aquellas rudimentarias psicopatologías a algunos fenómenos llamativos sucedidos en otras épocas, concluyendo que tal o cual episodio es inequívoco de locura, o que tal o cual persona o personaje es un delirante o un alucinado. Representativa de este tipo de literatura médica es la monografía de Eugène Postel *Études et recherches philosophiques et historiques sur les hallucinations et la folie jusqu'à la fin du siècle dernier*, donde el autor examina algunos pasajes históricos (Saúl, Nabucodonosor, Lot y un largo etcétera) y concluye que eran alucinados. Lo que pretende mostrar es que «las alucinaciones de los cinco sentidos» existieron desde siempre, como recogen —según su opinión— los documentos escritos y otro tipo de testimonios de nuestros antepasados[53]. Desde luego, siempre se puede arrimar el ascua a la sardina de cada uno y valorar estos retazos históricos como convenga. Pero se debe tener en cuenta la distinción entre voces xenopáticas (alucinaciones verbales) y otros fenómenos similares que

---

52. Con otros argumentos, esta propuesta puede leerse en el estudio precedente «Las voces y su historia: sobre el nacimiento de la esquizofrenia».
53. *Cf.* E. POSTEL, *Études et recherches philosophiques et historiques sur les hallucinations et la folie jusqu'à la fin du siècle dernier*, Caen, B. de Laporte, 1859.

no guardan ninguna relación estructural con ellas, como es el caso de las ilusiones, las pareidolias, las alucinosis o las distintas formas de onirismo. Para distinguir estos matices semiológicos, fundamentados en experiencias subjetivas muy distintas, en el estudio precedente recurrimos al tan comentado demonio de Sócrates.

La segunda consideración se basa en la revisión de los textos médicos antiguos, medievales y renacentistas, en especial los que se ocupan de la melancolía, la gran locura tradicional, en los que no hallamos ninguna mención relevante que guarde relación con la xenopatía alucinatoria. Frente a las contadas referencias a fenómenos que pudieran parecerse a las voces alucinatorias, es muy llamativa la abundancia de ideas delirantes en la mayorías de los textos. Tan escasas son esas menciones que podemos dar aquí detalle de ellas: una proviene de Constantino el Africano; la otra, que evocaremos un poco más abajo, es de Andrew Boorde.

Constantino el Africano (1020-1087), el principal representante de la escuela de Salerno, escribió en su texto sobre la melancolía: «Otros oyen aguas que corren, vientos que se mueven tempestuosos, voces temibles y terribles, que suenan en sus oídos, sonidos que no cesan ni de día ni de noche. Todas esas cosas son falsas. Para otros que tienen el olfato corrupto, todas las cosas huelen fétidas»[54]. Quien quiera ver en esas «voces temibles y terribles» una prueba de la existencia de la xenopatía del lenguaje (voces alucinatorias) debe tener en cuenta que el libro de Constantino el Africano es una adaptación latina del texto de Ishâq ibn Imrân, quien a su vez había hecho una adaptación libre del desaparecido tratado

---

54. CONSTANTINO EL AFRICANO, *De Melancholia*; citado en CONTI, N. A.: *Historia de la depresión. La melancolía desde la Antigüedad hasta el siglo XIX*, Buenos Aires, Polemos, 2007, p. 58.

sobre la melancolía de Rufo de Éfeso. Por lo demás, los comentaristas parecen estar de acuerdo en que «el latín de Constantino es el de su tiempo, áspero y lioso, sus traducciones sufren de aproximaciones y de confusiones [...]»[55]. Si se tienen presentes estos deslizamientos de una lengua a otra, con más razón debemos ser prudentes al asimilar esas «voces» con las experiencias que nos detallan las descripciones decimonónicas de Baillarger o Clérambault, máxime cuando el texto de Constantino bosqueja un conglomerado de fenómenos cuya esencia psicopatológica es cuando menos oscura.

Para la tercera de nuestras consideraciones citamos la opinión del historiador de la psiquiatría Edward H. Hare, con quien coincidimos pese a que nuestras pesquisas van por otros derroteros y nuestros argumentos difieren: «[...] hasta el siglo XIX no existen registros clínicos claros de sujetos trastornados que oyeran voces en ausencia de alucinaciones visuales»[56]. Tiene razón Hare, como señalábamos antes, cuando separa los cuadros con alucinaciones verbales de los que presentan un componente visual, cuyo característico sustrato orgánico los aleja de nuestro ámbito de estudio. En este grupo de casos auditivo-visuales incluimos la otra mención que extraemos de la literatura médica en relación con las alucinaciones. Se trata de un pasaje de Andrew Boorde (1490-1549), monje y médico inglés, donde podemos leer:

> Esta enfermedad es llamada locura de melancolía, que es una enfermedad llena de fantasías, hace que se oye o se ve aquello que no se ve ni se oye, y el hombre que tiene esta locura piensa de sí aquello que no puede ser jamás, pues los hay tan

---

55. DANDREY, P.: *Anthologie de l'humeur noire. Écrits sur la mélancolie d'Hippocrate à l'Encyclopédie*, París, Gallimard, 2005, pp. 289-290.
56. HARE, E. H.: *El origen de las enfermedades mentales*, *op. cit.*, p. 223.

fantasiosos que se creen buenos o como Dios, o cosas tales que pertenecen a la presunción o a la desesperación de ser dañado. Aquel que tiene esta enfermedad no va tanto por este camino como por el otro[57].

6. Las voces son el síntoma revelador de una época.

Como se ha dicho ya, la novedad de la esquizofrenia radica en distintos espacios de la subjetividad, pero el más importante, sin duda, es el que viene señalado por las diferencias en nuestro trato con la palabra. Si comparamos la situación actual con la Antigüedad, es necesario recordar que los griegos no tenían ningún término para lo que nosotros llamamos lenguaje. Había una íntima unidad entre la palabra y la cosa que lo hacía innecesario. El nombre se sentía como parte de su portador, lo que en cierto modo volvía propios todos los nombres. Gadamer subraya, para la ocasión, que «la íntima unidad de palabra y cosa era al principio algo tan natural que el nombre verdadero se sentía como parte de su portador»[58].

En cambio, los modernos hemos experimentado una independencia creciente del lenguaje que se concreta en una doble amenaza. En primer lugar, por la sensación de que el universo lingüístico en el que hablamos, y que nos habla, ya no nos protege suficientemente, como si estuviéramos bajo una bóveda de palabras que apenas llega a contener el vacío, la nada y ese desierto amenazante que llamamos *real* y que no ha hecho nada más que crecer y volverse más y más descarnado y amenazante desde la Modernidad. Según la ciencia incrementaba su precisión

---

57. A. BOORDE, *Breviary of Health*, Londres, 1547; citado en JACKSON, S. W.: *Historia de la melancolía y la depresión*, Madrid, Turner, 1989, p. 83.
58. GADAMER, H. G.: *Verdad y Método*, Salamanca, Sígueme, 1977, p. 487.

y claridad en la superficie del mundo, el Romanticismo abría un abismo en el corazón del hombre y un territorio sin palabras en el interior de las cosas. En la realidad se ha ido entreabriendo un hueco que las palabras ya no aciertan a delimitar.

Recordemos, por consiguiente, que venimos a la existencia en un universo hablado donde la función del lenguaje no es tanto conocer o comunicar sino sujetar al hombre en el mundo. El lenguaje es el correaje del sujeto: el anclaje a tierra que han extraviado los esquizofrénicos. Un caparazón lingüístico que reboza la realidad para volverla cognoscible y que, cuando se resquebraja, las cosas dejan de estar en su sitio natural y avanzan hacia uno cargadas de una oscuridad inefable y enigmática. No otra parece la tragedia del esquizofrénico, la de comportarse como un poeta que alcanza lo más profundo de la palabra pero que, llegado a aquellas fuentes inescrutables del verbo, en vez de belleza y arte, encuentra persecución y voces extrañas. «Todo se descomponía en partes y cada parte en otras partes, y nada se dejaba abarcar ya con un concepto»[59], escribe Hugo von Hofmannsthal en una frase que puede servirnos como epítome de la nueva experiencia.

La segunda amenaza remite al descubrimiento de una nueva materialidad de la palabra. Nos referimos al descubrimiento de la separación entre significante y significado, que sólo ha podido revelarse, pese a su evidente sencillez, cuando la palabra había adquirido una materialidad más densa y compacta. Estamos ante una cosificación intensificada que resta capacidad simbólica al lenguaje y que, en el caso del esquizofrénico, explica que

---

59. HOFMANNSTHAL, H. von: *Carta de Lord Chandos*, Madrid, Colegio Oficial de Aparejadores y Arquitectos Técnicos de Madrid, 1982, p. 31.

experimente las palabras como piedras que machacan e impiden el pensamiento[60].

Muchos de los fenómenos elementales que suceden en las psicosis, esto es, lo que llamamos automatismo mental o síntomas primarios vinculados al lenguaje, son subsidiarios de la pesadez e independencia del significante, a los que hay que atribuir la aparición de una desconfianza nueva en la palabra. De este modo, sentimos que las palabras dejan de representar o transformar la realidad, pues se transforman ellas mismas en una realidad de carácter más material que simbólica, más física y tangible. Las palabras se convierten en signos cargados de certeza y precisión, carentes de la ambigüedad metafórica del lenguaje.

Una metamorfosis que vuelve también evidente la posibilidad, ya psicótica, de transformarse —como nos anuncia Hofmannsthal— «en puras cifras que me lo revelasen todo»[61]. La lengua se positiviza, se digitaliza y se entrega en brazos de la matemática, eso cuando no descoyunta sus dos articulaciones y, mientras una gana en precisión significante, la otra se rellena de disparatados significados de perjuicio, referencia y persecución. «Todo empezó cuando las palabras se volvieron matemáticas», según el testimonio de un esquizofrénico.

Eso explica la aparición de las voces como nuevo síntoma de la psicosis. En parte, como se acaba de decir, por la rotura de la palabra. Pero también, conforme a lo que subrayamos en «Las voces y su historia: sobre el nacimiento

---

60. Al describir el lenguaje del esquizofrénico, Freud enfatiza: «Trata a las palabras como cosas, y así crea frases o neologismos "esquizofrénicos"». También Lacan suscribe esta observación al subrayar que para el esquizofrénico «todo lo simbólico es real». Respectivamente: FREUD, F.: «Lo inconsciente» [1915], *Obras Completas*, Vol. XIV, Buenos aires, Amorrortu, 1975, p. 196, n. 6; LACAN, J.: «Réponse au commentaire de Jean Hyppolite sur la *Verneinung* de Freud» [1954], *Écrits*, París, Éditions du Seuil, 1966, p. 392.

61. HOFMANNSTHAL, H. von: *Carta de Lord Chandos, op. cit.*, p. 34.

LAS VOCES DE LA LOCURA

de la esquizofrenia», porque han desaparecido aquellos protagonistas intermedios que hablaban por nosotros entre el más allá y nuestra conciencia, aquellos *demones* (genios), espíritus, ángeles o diablos que participaron de nuestra experiencia como un hecho inequívoco y común hasta que la mentalidad científica los fue desplazando al campo de la ficción y la fantasía[62].

---

62. Mientras en las religiones politeístas muchos dioses tienen como mediadores a los *demones*, lo que favorece su presencia, en las monoteístas se les combate. Para deshacerse de los *demones*, el cristianismo se esmeró en demonizarlos o satanizarlos. «En el caso del cristianismo, deben ser eliminados por la sencilla rezón de que sólo se puede permitir un solo mediador entre la humanidad y el Dios Único: Jesucristo» (HARPUR, P.: *Realidad demoníaca*, Girona, Atalanta, 2007, p. 101). Aunque fuera por razones muy distintas, en lo tocante a los demones, el cristianismo y la mentalidad científica han compartido el mismo objetivo: deshacerse de ellos.

— 62 —

Entre voces[63]

Oír voces es un suceso curioso y bastante sorprendente. No está al alcance de todos. El fenómeno está registrado en distintas fuentes históricas desde los comienzos de nuestra cultura. Son muchas las figuras de sabios, visionarios o santones que han dado testimonio particular de su escucha a lo largo de los siglos, y así figuran en los libros sagrados o en los textos filosóficos. Sin embargo, en la Antigüedad las voces eran morales o celestiales, y sus contenidos eran proféticos o correctores de la conducta. Los afectados eran sabios o grandes hombres de la política, la religión o la cultura. En cambio, desde la Modernidad, las voces afectan a los llamados esquizofrénicos y, al menos inicialmente, en el debut de la locura, son inefables, de difícil descripción y las más de las veces de connotación imprecatoria. Más tarde, según avance la psicosis y se deje atrás el momento desencadenante, formarán parte de un delirio y ganarán sentido y espesor narrativo.

Las voces de la Antigüedad, por lo tanto, eran voces reveladoras que surgían repentinas y raramente repetían

63. Publicado en *Átopos*, 2012, n.º 13, septiembre, pp. 6-14.

después de su primera y única manifestación, salvo en las circunstancias más apremiantes de la vida. Específicamente las modernas, es decir, las psicóticas, son reiterativas e invasoras y al afectado por ellas le cuesta mucho distanciarse de su presencia. Características que las diferencian de otras voces de la psicopatología, que son de condición neurótica y surgen de las ilusiones de la ansiedad o de las imaginaciones de la histeria.

No sabemos los motivos últimos de esta mutación. En el espacio temporal de unos siglos, un hecho que afectaba ocasionalmente a algunos personajes relevantes de la historia, aunque no sabemos bien si lo hacía en exclusiva, dado que del resto de las clases sociales carecemos de información, se ha convertido en un suceso inquietante que amenaza y angustia a un número creciente de personas. Sospechamos que algo ha sucedido en el lenguaje o en el interior de la conciencia, algo marcado por la historia y la evolución de las costumbres y la subjetividad, para que estos cambios acaben sustanciados en la experiencia, y de reflejar un hecho moral lleguen a expresar un acontecimiento psicótico. De servir de orientación, revelación o guía han pasado a convertirse en una amenaza angustiante que atormenta a quien las sufre.

La voz inicialmente no dice nada, emite ruidos, sonoriza la materia. Luego, de súbito o poco a poco, transforma este rumor de la *cosa*, esto es, del núcleo mudo de los objetos, en lengua. Al principio, estas primeras palabras son incomprensibles, extrañas, inefables, hasta que el psicótico las rellena. Probablemente las voces siguen sin decir nada después, pero es el psicótico el que las completa y humaniza, quien aprende de esos vacíos y las interpreta. No son por lo tanto voces de la comunicación sino de la interpretación. Este carácter interpretativo lo comparten con las voces de la Antigüedad, pero sólo se asemejan en ese rasgo común, pues por lo demás son muy diferentes. El *demon* de Sócrates era un genio tutelar cuya voz interior le disuadía o reprobaba, nunca le imponía. Era una suerte de genio moral que tenía sus indudables semejanzas con las insinuaciones tentadoras del demonio cristiano más tardío, pero no coincidía con ellas ni con las amenazas posteriores, ya de carácter secular, que padece el psicótico.

En el caso del diablo estamos ante un ser maligno y destructivo, no disuasorio sino embaucador, cuyas sugerencias pecaminosas nunca hay que seguir sino combatir con la conciencia moral y el apoyo de los ángeles custodios. Mientras que el Satanás moderno, esto es, el que podríamos calificar como diablo psicótico, se hace oír desde lo más ambiguo de la realidad y de la lengua. Se manifiesta por su efecto persecutorio y referencial pero carece de identidad. Las voces psicóticas son muy difíciles de identificar y de asignar un protagonista. Se necesita mucho esfuerzo delirante para tener éxito en la tarea.

Las voces conciertan todas las cosas, evitan la casualidad. Su testimonio es tan cierto, a ojos de quien las padece, que suscitan un orden determinista de la realidad. Pero no al modo del determinismo filosófico, representado por el filósofo que se inclina a creer en la fatalidad obligatoria de las cosas, pues éste no lo hace bajo un determinismo perjudicial, acusatorio, denigrante e incriminador. A lo sumo, el filósofo se siente maniatado por el destino y la falta de libertad. Las voces, en cambio, nacen coloreadas bajo los tonos del reproche y la imposición, y con esa tonalidad tiñen y constriñen la realidad. Más adelante, si el psicótico es *hábil*, consigue atenuarlas en forma de diálogo, de tal manera que en el seno de un extraño coloquio consigue una compañía imaginaria que atempera el sentimiento de soledad y proporciona el reconocimiento y la presencia fantaseada de un interlocutor.

Al igual que el filósofo determinista se las ve y se las desea para explicar cierto margen de libertad que acompañe a las decisiones que llamamos *voluntarias*, el psicótico se afana a contracorriente por encontrar en el interior de las voces cierta compañía que, aunque comparezca bajo la forma de la inquina y la maldad, permita que sus decisiones se modulen bajo su propia decisión narrativa o al menos, en cierto margen, bajo las alas del capricho y el azar.

Hay una fuerza de omnipotencia y potestad que anima siempre a las voces psicóticas. Es difícil que su sentido se detenga en los límites de la humildad y la sencillez. En cuanto la imprecación y el diálogo cogen soltura y consistencia, van ganando importancia y relieve en la imaginación del alucinado. Todo delirio de persecución concluye en otro de omnipotencia, afirmaban los psicopatólogos antiguos siguiendo el llamado silogismo de Foville, y lo mismo sucede con las voces como tales, que enseguida se revisten de orgullo y de una innegable satisfacción de poder para quien las experimenta. No por algo uno escucha lo que escucha, viene a pensar el psicótico. Algo tengo de mérito si he sido elegido como destinatario, se dice en su fuero interno. De este modo se siente objeto de cierta elección por parte de ese ente poderoso que se insinúa siempre en la experiencia psicótica. Al fin y al cabo, la locura puede ser muy reservada pero nunca es modesta.

Las voces siempre se dirigen a quien dice que las escucha y a nadie más. El resto, a juicio del esquizofrénico, podrán oírlas o no pero son meros espectadores del papel asignado al impar protagonista. La extremada soledad psicótica, realmente sepulcral, tiene estas características. Cuando se traspasa cierto umbral y se vuelve insoportable, reacciona oyendo lo que nadie pronuncia y refiriéndolo a sí mismo. No conoce otro modo de combatir tamaño silencio y semejante lejanía. La única distinción que le cabe al psicótico, su único premio en la vida, el mejor y particular reconocimiento, es sentirse único y excepcional a la hora de recibir esos mensajes tan directos que sólo él escucha. Mirarse el ombligo de la voz es la solución que encuentra para no dispersarse anónimamente en la realidad. Las voces, en ese sentido, son obligatoriamente palabras verdaderas, carecen de otra posibilidad para no alejarse del centro de sí mismo. Por ello la locura ejerce de imperativo de la verdad.

Nada confirma tanto la certeza delirante como el conocimiento que prestan las voces. Los comentarios y las ideas que enuncian son voces de la verdad. No sólo son voces verdaderas a juicio del psicótico sino fórmulas exactas del pensamiento. Nada de cuanto sucede de importante en su vida participa de la atmósfera benévola de lo dudoso, sino que disfruta de la esclavitud gozosa de lo cierto. Nadie está tan prisionero de la verdad como el esquizofrénico. Las voces son las pruebas irrefutables. No es la duda sino la certeza lo que vuelve locos a los hombres. Así se expresó Nietzsche, la voz más psicótica que ha proporcionado la filosofía. A él le debemos la lección de aprender a pensar como lo hacen los locos.

A veces el delirio tarda en llegar. El otro no concurre y el lenguaje destruido pero dispuesto para el delirio tiene que entretenerse consigo mismo. Es el momento del enunciado del pensamiento, del eco y de las ficticias conversaciones del yo al yo. Todo suena a doble bajo los efectos de la división y el desdoblamiento, a la espera de que alguien se decida en su interior a tomar la palabra y a perjudicarle de una vez por todas. No hay otra solución para el psicótico, salvo que se contente con que se oigan sus pensamientos o se comente su comportamiento, lo que le sabe a poco y tiende a angustiarle en exceso. Prefiere el diálogo directo, por lo que poco a poco se pone a la tarea de encontrar un Otro con quien compartir la soledad y evitar en lo posible la resonancia que adquieren las palabras cuando no pueden emitirse al exterior. Si el lenguaje no acierta a dirigirse a nadie, las palabras resuenan en el interior, donde retumban y reverberan hasta que se transforman en voces dialogadas.

La lengua es lo que nos ata a la realidad, el vínculo más estrecho que poseemos con el mundo. Así desde que las palabras se han separado de las cosas, característica según Foucault de la Modernidad, no es de extrañar que vaguen libremente por la conciencia de algunos individuos sin saber qué hacer, y que emitan sonidos que no responden a ningún suceso conocido ni tengan interlocutor real. A este suceso se le ha llamado automatismo mental y algunos le han puesto fecha para subrayar su historicidad. Lo han colocado con decisión en el tiempo histórico, entendiendo que una relación nueva del lenguaje con aquello que denota es lo que podemos admitir como principal causa de la esquizofrenia. El automatismo mental, es decir, las voces, los ruidos, el raspado de las palabras en el cerebro, son hijos de la Modernidad. La hipótesis es bastante osada, e indemostrable, pero nos ayuda a dar la espalda al colonialismo positivista, pues la historia es el mejor antídoto para curarnos de las exageraciones de la ciencia. Nunca está de más echar un cable a quien quiere devolver las cosas a su complejidad intrínseca, así que podemos defender alegremente que la esquizofrenia es una enfermedad histórica vinculada a los últimos siglos y que las voces psicóticas no eran conocidas en la Antigüedad.

Las voces que llamamos internas en realidad proceden del exterior. Ésta es la gran contradicción del psicótico, que cultiva dentro de sí todo lo que le imponen desde fuera. No hay límite espacial en su cabeza. Los bordes de la realidad se confunden e intercambian de continuo en su representación. Le implantan, por ejemplo, un aparato en la cabeza para espiar y explotar su intimidad a distancia, de forma que lo próximo y lo lejano acaban coincidiendo. El parloteo de las voces, que sufre o alienta, también habla a favor de este intercambio continuo: se habla interiormente con quien se aloja imaginariamente en el exterior.

Por tratarse de un suceso íntimo, el psicótico es un loco moderno, y, por habitar lo externo, participa también de la representación antigua de la locura, cuando al loco se le obligaba a vagabundear por fuera de las murallas de la ciudad. Lo propio de las psicosis es disolver las categorías espaciales y temporales. El pasado, presente y futuro se funden en el instante, mientras que lo externo e interno se confunden en una banda de Möbius indecisa. Todo loco moderno es a la vez un loco muy antiguo, al igual que todo lo que sucede en el presente es para él inseparable de lo sucedido en el pasado y de lo que ha de repetir en el futuro. La psicosis es el engranaje absoluto y algo absurdo de lo heterogéneo. Las voces, como las representaciones inconscientes de Freud, se sitúan fuera del tiempo diacrónico y del espacio tridimensional. Por ello se ha reclamado tan a menudo de la topología matemática y de una *repetición* que trasciende la temporalidad para tratar de entender las psicosis.

Nada es más íntimo para el psicótico que ese sutil venablo verbal que le atormenta. Su vida más profunda y secreta gira alrededor de esta curiosa experiencia llena de voces extrañas y ajenas. El hombre moderno precisa retiro y singularidad, espacio íntimo e individualidad, así que el psicótico, que es la víctima por excelencia de este modernismo, pues todo se transparenta en su interior como si fuera en dirección contraria a la historia, tiene que echar mano de todos sus recursos para poner a salvo su espacio secreto. Curiosamente, las voces, que parecen destinadas como todas las palabras a salir por la puerta a la búsqueda urgente de los demás, se convierten en el cerrojo que atranca las ventanas del edificio y cierra todas sus puertas. Ya que no puede entrar nadie en su vida solitaria, aunque todos se permitan observar por dentro su alma y difundir sin autorización sus ideas, utiliza el lenguaje como caparazón, tras el que se escuda, en vez usarlo como antena. En cada ventana de su inhóspito domicilio intenta crear un diálogo ficticio consigo mismo que oscurezca y defienda su intimidad.

A veces el esfuerzo del psicótico triunfa y consigue convertir las ventanas de las voces en auténticas troneras. En este caso el esquizofrénico vive en un castillo inexpugnable y sólido por cuyas rendijas lanza sus flechas contra los enemigos. Las voces en ese caso representan una suerte de venganza mutua: la del loco, que muestra su deprecio por todos, y la de los demás, que puesto que no pueden retirar el agua y el alimento al habitante de la fortaleza, le atacan con fenómenos sutiles e invisibles que atraviesan los muros y llegan al tímpano. El psicótico, en su denodado esfuerzo, puede llegar a controlar la hostilidad impúdica de las voces, pero entonces sucumbe ante el poder de la magia, los ordenadores o la electricidad. La física, en este caso, ocupa el lugar del lenguaje y cosifica todo lo que encuentra. Un loco es un sujeto esquivo y materializado. Y a menudo el psiquiatra, con su inveterada torpeza, le vuelve más huidizo y corporal.

Las voces, una vez trabajadas y pulidas por el psicótico, suelen ser ilustradoras y amigas de enseñar. Ayudan con sus ocurrencias a delirar. Alguno de los más conocidos giros de Schreber se los atribuye a las voces: así sucede con las *antesalas del cielo*, la *conexión nerviosa*, los *hombres hechos a la ligera.* «Se trata de expresiones que yo jamás habría sido capaz de formular por mí mismo y que nunca había escuchado de labios humanos. Tienen a veces naturaleza científica, y más concretamente médica, pero ignoro si son de uso corriente en las respectivas especialidades humanas». Schreber aprende de las voces a delirar. Nos lo comunica para que lo tengamos en cuenta cuando hablemos con los psicóticos renunciando a interpretar su pensamiento. Lo dice para que aprendamos a respetar a los enfermos, declinando nuestra ambición de conocerlos tal y como son.

Los ruidos acompañan, preceden o suceden a las voces. Los ruidos son la voz de las cosas. Una voz muda que sin embargo contiene un único mensaje inequívoco: que están provocados. Los ruidos no sólo molestan sino que hostigan al psicótico. Los ruidos son el rumor de la locura que precede a los aullidos de la angustia y al entramado acústico del delirio. El ruido está producido por la materia de la palabra, por el significante, que empieza a sonar cuando se deshace el lenguaje. Las palabras se vuelven cosas en el momento del desencadenamiento psicótico y comienzan a tener voz por sí mismas, en vez de ser el vehículo del discurso. Hablan por sí y para sí. Se desprenden del interlocutor que, de inmediato, desprovisto del bálsamo del discurso, se erige en un enemigo perseguidor.

Las voces son una especie de llave maestra que abre la cabeza de los enfermos de par en par. La persona que oye voces experimenta a la vez una transparencia especial en su pensamiento. Las ideas ya no son gobernadas por uno mismo sino que entran y salen de la cabeza al dictado de los demás. La piedra de la locura es de cristal. Las voces descorren las cortinas de la intimidad y dejan el interior expuesto a la curiosidad y la manipulación de cualquiera. Por ello las voces siempre son impuestas y le cuesta mucho al psicótico volver a coger el pulso de este acontecimiento para protegerse tras él, pues como el Fénix sólo resurge de sus propias cenizas. A veces no encuentra otro remedio que el de la música o el de un sonido superior y más fuerte, emitido por él mismo o provocado artificialmente. Los locos pueden ser silenciosos o estridentes.

Las voces conminan a pensar. El esquizofrénico no puede dejar de pensar. No de modo obsesivo, en una lucha amarga, gozosa y compulsiva de la que se siente esclavo y sin recursos suficientes para escapar, ni tampoco de modo reflexivo a la búsqueda de que el orden de las ideas se acomode a la realidad. El que oye voces piensa por pensar, por estricta necesidad de crear sentido y no dejar la mente en blanco, expuesta a la observación y manipulación ajena. Las ideas son su única máscara en el carnaval heroico de la locura. Los locos testimonian a la perfección la idea de que, además de pensar para conocer la realidad, podemos pensar para rellenar la cabeza y evitar que gravite vacua y sin consistencia. En la antigua navegación a vela, la carga bien estibada equilibraba mejor el navío, por lo que en muchos viajes de vuelta, si lo hacía de vacío, se llenaba de piedras la sentina. Y lo mismo sucede con la cabeza, que lo que más teme y le hace sufrir es quedarse vacía de ideas. Prefiere pensar cosas absurdas, como lastre de la razón, que tener la cabeza hueca.

Las voces esquizofrénicas han ocupado el espacio de los ángeles y demonios que hacían de intermediarios con la irrealidad y el más allá. Una vez desplazados por la razón y el agnosticismo, la conciencia, aún no preparada para esa ausencia y para atreverse por sí sola, según el lema kantiano que define la Ilustración —*sapere aude*—, echó mano de las certezas delirantes y de las voces alucinatorias cuando, atragantada de libertad, ya no podía con tanta emancipación. A los hombres nos resulta aún muy difícil vivir en la incredulidad e independientes. Si miramos al cielo con detenimiento nos crece un dios, y si lo hacemos al suelo con concentración descubrimos un enemigo. Las voces son la respuesta inteligente de la locura a la soledad del hombre ilustrado. No era tan fácil de soportar la prometedora razón del ciudadano. Todas las voces esquizofrénicas son voces de amor y desamparo. Nacen de una situación de desvalimiento que reproduce el abandono original. Compiten contra una pérdida irreparable que intentan sofocar a fuerza de un parloteo incesante. Hasta las voces más denigrantes y difamatorias encubren un hambre canina de amor y de alimentos de ternura. La ternura es el antídoto más potente contra la voz. Si hubiera llegado a tiempo se mostraría más eficaz que el haloperidol. Pero la ternura padece en la esquizofrenia un retraso irrecuperable. Definida, por Ortega, como la semilla de una sonrisa que da el fruto de una lágrima, su ausencia le impide al psicótico enlazar el cuerpo y el alma en una unión que disuelva la oposición de los contrarios y suelde la división del sujeto para toda la vida. Por el fracaso de los besos y las caricias, el psicótico se ve abocado a oír en su cabeza murmullos, frases e inquinas.

¿Y si estas voces espirituales provinieran directamente del cerebro, sin otros condicionamientos personales? Entonces probablemente seríamos animales. Bestias pacíficas o rabiosas pero meramente orgánicas, sin componente espiritual. Instintivas pero sin lenguaje, a lo sumo con graznidos verbales. Las palabras existen no porque el cerebro las emita sino porque alguien tira de ellas con el deseo de escucharlas. Sin esta llamada no hay lengua posible ni habla. Cuando el otro se eclipsa es cuando nos volvemos máquinas. Este es el único motivo que justifica el estudio etiológico de las psicosis. Sólo porque la causa es inicialmente psíquica cabe el estudio físico posterior, dado que la identidad del esquizofrénico se va pareciendo cada vez más a un organismo antes que a un sujeto.

En los *Sucesos memorables de un enfermo de los nervios*, el famoso relato memorístico de Schreber, el célebre psicótico alude a las voces en ciento sesenta y cuatro ocasiones. Tamaña profusión nos revela la importancia que representan para él estos fenómenos, que es como decir que los son sin excepción para todos los psicóticos, pues Schreber ejerce de príncipe moderno de la locura, de genio incomparable del delirio. Toca todas las teclas y encuentra con soltura inaudita toda la panoplia del pensamiento delirante. Schreber, además, describe con precisión incomparable el doble aspecto que encarnan las voces, pues unas veces reconoce que son informativas y proporcionan sentido al delirio con sus revelaciones, mientras que en otras ocasiones sólo muestran un aspecto molesto e hiriente. En el primer caso las considera como «un puro absurdo acompañado de injurias», y en el segundo las califica de «cháchara monótona e insoportable».

En realidad, las voces siempre son dobles. Como lo es en sí toda la experiencia psicótica. Unas veces son amables y otras hostiles. Tan pronto serenan y nutren el mundo interior de suficiente lenguaje, imprescindible para el bienestar, como resultan enemigas, insultantes o difamatorias. Unas veces están llenas de contenido reconocible, capaz de forjar un esbozo de discurso, y otras se muestran mudas, ruidosas y huecas. En el primer caso son narrativas y textuales, y en al segundo se revelan, en términos de Clérambault, *atemáticas* y *anidéicas*. También son dobles en cuanto a su naturaleza y origen. Se aprecia bien cuando el delirante, apremiado por nuestras razones, admite que sus voces proceden de la enfermedad y son una suerte de engaño o ilusión, pues inmediatamente aclara, como desdiciéndose, que hay otras que son verdaderas y suceden en el ámbito más exigente de la realidad. Se le lleve donde se le lleve con nuestro afán de psicoeducación y crítica, el psicótico desdobla su experiencia y la reparte en una estrictamente para él y otra que nos cede. La divide en una delirante y otra real. En una *verdadera* y otra convencional.

Originalmente, las voces, antes de que se vuelvan capaces de construir un delirio, son palabras rotas y aisladas que no aciertan a engarzarse en un discurso y permanecen atomizadas, sin capacidad para encadenarse unas con otras. La ley material del lenguaje, que enuncia que todo significante lo es para otro significante, se incumple en el caso de las psicosis. Los significantes ya no se unen entre sí y golpean la conciencia del esquizofrénico. Desde ese instante las palabras raspan, hieren y duelen. El valor diferencial de las palabras, que era su único valor constitutivo, se ve sustituido por un valor intrínseco y sustantivo que las inhabilita para el habla. Se convierten en cosas, en piedras desparramadas entre ruinas de frases. Luego viene el lenitivo del delirio, la forja de un lenguaje particular construido con los despojos del lenguaje, que a la postre conduce a una confusión babélica renovada, por ser una lengua individual que no se comunica con nadie, una lengua muda que intenta recuperar el habla, un alfabeto naciente y titubeante que a lo sumo permite hablar con uno mismo, no con los demás. En eso consiste delirar.

Bastó que Saussure diferenciara entre el significante y el significado, entre el componente semántico y físico de la palabra, para que tuviéramos más claro el sustrato lingüístico de las voces. De pronto, se volvió evidente que las alucinaciones verbales provenían inicialmente del desprendimiento de los significantes. De un doble desprendimiento, uno, el que se produce del resto de los significantes, que ya no se aplican a encadenarse uno a continuación del siguiente, en esa diacronía nuclear del lenguaje, y, otro, de su separación del significado que pudiera corresponderlos. Las voces de los esquizofrénicos, desde este punto de vista, no son otra cosa que la consecuencia de que el sujeto se dé de bruces con el universo imposible de simbolizar, con lo *real*. Desde ese momento el mundo se transforma en una amenaza mientras que el hombre sufre la división más profunda y temida que cabe esperar.

El hombre hablado.
A propósito del automatismo mental y la subjetividad moderna[64]

El hombre hablado / Visionarios, charlatanas, ventrílocuos y xenópatas / Automatismo mental / Xenopatía / Insultos e injurias / El automatismo mental generalizado

Además de un polo genuino de la psicosis, el automatismo mental puede pensarse, si se enfoca desde el punto de vista de la historia de la subjetividad, como la locura por excelencia del hombre moderno. Esta locura pone en escena a un protagonista solitario y ensimismado, cuyo pequeño mundo no está poblado de semejantes sino de palabras. Pero de palabras que le aluden y le increpan, de voces que le dicen lo que no quiere oír. Y aunque nadie las pronuncie, esas palabras están tan vivas y son tan reales que le hieren. Porque en ese hombre hablado habita un Otro, amo y señor del lenguaje, un Otro que habla cuando

---

64. Una versión reducida de este texto se publicará en el próximo monográfico de *Cuadernos de psiquiatría comunitaria*, dedicado al automatismo mental.

le viene en gana, sin contar con la voluntad de su único y perplejo interlocutor.

Este retrato del hombre moderno, al que podemos calificar de *xenópata*, ilumina de forma dramática una novedosa relación del ser y el lenguaje, ligazón para la que Lacan inventó el neologismo *parlêtre* («hablanteser»). A diferencia del hombre de otros tiempos, el del final de la Modernidad ha quedado reducido a mero eco de un lenguaje que habla a través de él. En esta singular inversión, que atañe por igual al loco y al cuerdo, el lenguaje se emancipa del gobierno de la persona y adquiere autonomía propia, es decir, se independiza de su portador y acaba por tiranizarlo. Ya no hay un sujeto que habla sino un hombre hablado.

1. El hombre hablado

Aunque no se ha discutido lo suficiente, algunos hemos visto en el automatismo mental y en la esquizofrenia un nuevo tipo de expresión del *pathos* que representaría al sujeto de las postrimerías de la Modernidad. Se trata del hombre roto, fragmentado, desunido, pero sobre todo del hombre hablado. Desde este punto de vista, los padecimientos específicos de cada época perfilarían, por su dramatismo, el retrato más pulido de la subjetividad. Dividido, discordante e invadido por el nuevo demonio del lenguaje, el hombre del siglo XIX y buena parte del XX se encarna en la figura del xenópata, esa marioneta manipulada por una instancia que no es su yo y hablada desde un lugar en el que no se reconoce.

Esta hipótesis da por buenos dos supuestos, en los cuales se apoya. Por una parte, se admite que la locura propia de cada época constituye la caricatura de ese tipo de subjetividad, hipótesis que se desarrollará a lo largo del texto. Por otra, se considera que la locura genuina del final de la Modernidad, conforme a lo que se pone de relieve en los estudios de psicopatología, es la alucinación verbal, es decir, las *voces*.

Tocante a la cuestión de las voces, se enumeran seis peculiaridades que enmarcan, ordenan y perfilan esta problemática. En primer lugar, hasta el siglo XIX son escasísimas las referencias a las alucinaciones, cuyas fugaces menciones están eclipsadas por la omnipresencia de los delirios, el furor, los temores y la tristeza. En segundo lugar, los primeros retratos de las alucinaciones las sitúan en la esfera visual y pintan al alucinado como un visionario. En tercer lugar, a mediados del siglo XIX la figura del visionario se ensombreció y en su lugar comenzó a resplandecer el alucinado de las palabras, al que Baillarger, en una memorable metáfora, comparó con un títere en manos del ventrílocuo. En cuarto lugar, a partir de las perspicaces observaciones de Séglas y Clérambault, el lenguaje se fue convirtiendo en una especie de demonio que invade y manipula a los enfermos, de tal manera que ellos experimentan la intromisión de sonidos, palabras, insultos, órdenes y múltiples tipos de influencias a las que no se pueden sustraer porque el poderío de estas intrusiones ajenas es muy superior al de su voluntad y porque ese continuo clamor es mucho más real que el de cualquier conversación con un semejante. En quinto lugar, a medida que el lenguaje se sitúa en el centro del fenómeno alucinatorio, desplazando al elemento sensorial, las alucinaciones del oído se transforman en alucinaciones verbales y se enmarcan dentro de la patología del lenguaje interior. Por último, merced al psicoanálisis y de manera especial a Lacan, ese demonio del lenguaje que hace del hombre un xenópata se convierte en el rasgo específico de la subjetividad, con lo cual el automatismo mental, primero descrito como un síndrome morboso, se transforma en algo normal y consustancial a la condición humana.

Pese a haberlo apenas apuntado, estas pinceladas acerca de la alucinación verbal revelan un cambio radical de la relación del hombre con el lenguaje. Si en la edad de la Razón el hombre se creía dueño de sí mismo y ni por asomo se le pasaba por cabeza que él no era el agente de las palabras con las que se comunicaba, al final de la Modernidad el sujeto hablado mantiene con el lenguaje una relación ambigua y dramática: por una parte lo usa y por otra lo padece. Esta mezcla de dominio y subyugación, de creación y destrucción, alcanza una expresión ejemplar en el célebre verso de Friedrich Hölderlin, privilegiado secretario de esos hechos a causa de la propia locura: «[...] y se le ha dado al hombre el más peligroso de los bienes, el lenguaje, para que con él cree y destruya, [...]»[65].

Testigo y profeta a la vez, el loco moderno fue el primero en experimentar el desgarrón provocado por el lenguaje y el destinado a encarnar la nueva variante de la subjetividad. Por su cercanía de él, los alienistas comenzaron a plasmar esas vivencias inusitadas, de manera que los estudios sobre las voces, las experiencias de extrañamiento y las de ruptura de la unidad interior ganaron terreno paulatinamente en los tratados y monografías. También los poetas y narradores reflejaron en sus escritos el protagonismo del lenguaje. Con la publicación, en 1916, del *Curso de lingüística general*, Ferdinand de Saussure sentó las bases de la lingüística moderna, la cual forma parte de una disciplina más amplia, la semiología, que a su vez se integra en la psicología social. Esta moderna lingüística, a diferencia de las elaboradas en épocas pasadas, ocupa un lugar central entre las disciplinas

---

65. Citado por M. HEIDEGGER: «Hölderlin y la esencia de la poesía. En memoria de Norber Von Helligrath caído el 14 de diciembre de 1916», en *Arte y Poesía*, México DF, F.C.E, 2006, p. 97.

humanas, a las que sirve de inspiración. En paralelo al creciente interés por esta rama del saber, algunos filósofos teorizaron sobre el determinismo del lenguaje en el hombre moderno y sobre los límites que imponía al conocimiento de la realidad y del mundo.

A finales del siglo XIX y primeras décadas del XX, los retratistas del sujeto lo pintan descentrado, discordante, disociado y desdoblado. Son numerosos los conceptos con los que los psicopatólogos trataron de nombrar esos hechos y de explicar los mecanismos causantes de esa ruptura de la unidad interior y de esa singular fragmentación de la identidad. En el terreno de la neurosis, en especial de la histeria, Pierre Janet habló de «disociación» y de «desagregación mental» para describir un amplio conjunto de fenómenos separados de la consciencia normal y causados, según él, por la debilidad de la voluntad[66]. Pero fue sobre todo en el ámbito de la locura donde los clínicos echaron mano de términos más enfáticos y drásticos: ataxia intrapsíquica, sejunción, desarmonía intrapsíquica, escisión, desdoblamiento, discordancia y xenopatía. Todos ellos pretenden nombrar la ruptura de la cohesión interna, la desunión del cuerpo, la desintegración de los procesos psíquicos y, en definitiva, la presencia de una «otredad» interior que descompone el armazón de la identidad. Mas se enfoque desde las voces del alucinado o desde la disociación del histérico, la subjetividad moderna pone de relieve la inconsistencia de la identidad y hace del yo —según propuso Lacan— una «función de desconocimiento»[67].

---

66. Véase, en especial, P. JANET, *L'Automatisme psychologique. Essai de psychologie expérimentale sur les formes inférieures de l'activité humaine*, París, Alcan, 1889.

67. *Cf.* J. LACAN, «El estadio del espejo como formador de la función del yo [*je*] tal como se nos revela en la experiencia psicoanalítica», *Escritos 1*, México DF, Siglo XXI, 2009, pp. 99-105.

Cualquier observador estaría de acuerdo, *grosso modo*, con estas apreciaciones relativas al polo más esquizofrénico de la locura. Ahora bien, hacer de esto el rasgo genuino del sujeto al final de la Modernidad es algo que, a buen seguro, no todo el mundo comparte. En nuestra opinión, al igual que existe una expresión singular del *pathos*, se da también una exteriorización colectiva que refleja las problemáticas de cada época (patoplastia). Por otra parte, consideramos que la separación entre lo normal y lo patológico es arbitraria y está sujeta a las conveniencias del momento, razón por la cual el sujeto corriente y el perturbado comparten múltiples características. De ahí que veamos con buenos ojos la presencia de rasgos enfermizos en el hombre normal. Y también lo contrario, es decir, la permanencia en el trastornado de los elementos esenciales de la condición humana.

Estas consideraciones concuerdan con la perspectiva de Freud, para quien todos esos términos aplicados a la esquizofrenia definen el trasfondo de división subjetiva consustancial a la condición humana. Se entenderá ahora que el término *Spaltung* («escisión»), con el que Bleuler nombró algo específico del grupo de las esquizofrenias, había sido creado por Freud para describir la división intrapsíquica que afecta a todo sujeto, esté o no trastornado. Conforme a este proceder, lo que el psicopatólogo atribuye a la enfermedad, el psicoanalista lo aplica a la subjetividad misma.

En apoyo de la hipótesis del hombre hablado como retrato de la subjetividad moderna, citaremos también los perfiles que le han acordado algunos narradores y filósofos. Aunque sea mediante retazos, lo que se pretende mostrar es la aparición, en un momento concreto de la historia, de una especial e indiscutible vinculación del lenguaje y el sujeto, un tipo de relación inaudita por cuanto el sujeto es concebido como un efecto del lenguaje.

James Joyce es, sin lugar a dudas, el más agudo de los retratistas del hombre mediatizado por el lenguaje, de la marioneta humana hablada y manipulada por las palabras. La obra que le dio fama mundial y situó su nombre en el firmamento de las letras fue *Ulises*. Publicada en 1922, esta novela encumbra al lenguaje como protagonista absoluto y hace de los tres personajes principales (Stephen Dedalus, Leopold Bloom y Molly Bloom) meros portavoces de una estructura de lenguaje omnipresente, con lo que los convierte en simples ventrílocuos a través de los que el lenguaje habla[68]. Al rebajar el atractivo de los personajes, Joyce consigue trasportar al lector a una atmósfera de palabras en la que el hombre se perfila como un ser intervenido por el lenguaje. Si *Ulises* representa el día y la luz, *Finnegans Wake*, su última obra a la que dedicó más de tres lustros, es la noche y la oscuridad, el sonido y el sinsentido. *Ulises* y *Finnegans Wake* presentan al lenguaje como un medio para gozar y muestran hasta qué extremo las palabras se ciernen sobre el hombre y se le imponen como algo inquietante y turbador. Cosa que suponemos —y tenemos buenos apoyos para hacerlo— le sucedía

---

68. También hallamos aquí la metáfora del ventrílocuo, en este caso de la mano del crítico L. Guillet, quien, al comentar la técnica empleada por el escritor irlandés, escribe: «[Joyce] había creado el monólogo interior, reproduce ese lenguaje oscuro, orgánico, visceral que apunta directamente al fondo de nosotros mismos, y hace de su héroe Bloom una especie de ventrílocuo. Era una ruptura completa con los hábitos clásicos del discurso, con todo el armazón y los encuadres de la razón: no faltaba más que el movimiento vital, interno, espontáneo, la asociación más bien que el encadenamiento de ideas; el orden era sustituido por el ritmo, en un decaimiento de los elementos intelectuales. Era una técnica nueva, liberada de las cadenas de la lógica e incluso de las reglas de la sintaxis. Era el pensamiento tomado en el momento en que surge, próximo a la sensación pura, anterior a todo trabajo de la mente para clarificarlo y solidificarlo» (GILLET, L.: *Stèle pour James Joyce*, Marsella, Sagittaire, 1941, pp. 76-77).

al propio Joyce, desprotegido y a la intemperie de las inclemencias de un lenguaje demasiado real.

A lo largo del siglo XX, desde puntos de vista muy diversos, todas las corrientes filosóficas se han ocupado de la cuestión del lenguaje. Dos autores, Wittgenstein y Heidegger, le han dedicado gran parte de sus reflexiones. El ser y el lenguaje comienzan con ellos a plantearse como términos solidarios, incluso consustanciales, sobre todo en la obra de Heidegger. Desde enfoques muy distintos, ambos términos adquieren un relieve que jamás habían tenido en la historia de nuestra cultura. El lenguaje como «casa del ser» (Heidegger) o la «casa de la palabra» como «juego del lenguaje» (Wittgenstein) son expresiones que dan cuenta del papel atribuido al lenguaje en la experiencia moderna. Más que ningún otro, fue Martin Heidegger quien más y mejor argumentó acerca de esa correspondencia: «El lenguaje es la casa del ser. En su morada habita el hombre. Los pensadores y poetas son los guardianes de esa morada[69]».

Desde esta perspectiva, las experiencias de la locura hablada y las descripciones de los psicopatólogos —en especial Baillarger, Séglas y Clérambault— se articulan con los descubrimientos de Freud, los retratos de Joyce y las reflexiones de Heidegger. Junto con la lingüística moderna, todos esos hilos, a los que más adelante añadiremos el surrealismo, forman una trenza en la obra de Lacan, el más preclaro de los comentaristas modernos de la locura. Conforme a sus planteamientos, el sujeto se nos muestra como un efecto del lenguaje, trauma por excelencia de la condición humana, cuya expresión más fidedigna y habitual no es otra que el automatismo mental.

---

69. HEIDEGGER, M.: *Carta sobre el «Humanismo»*, Madrid, Alianza, 2006, p. 11.

2. Visionarios, charlatanas, ventrílocuos y xenópatas

A lo largo del siglo XIX se produjo la renovación de las concepciones tradicionales de la locura, la ampliación de su territorio y la multiplicación de sus variedades. Todo ello fue posible gracias a una minuciosa descripción de los detalles constitutivos, proceso en el cual la observación clínica contribuyó a la creación de una semiología innovadora y exuberante. Sin embargo, la novedad más sobresaliente fue la paulatina presencia del alucinado de las palabras entre los tipos de chiflados registrados por los tratadistas. Es sorprendente la ausencia de esta figura de la locura, hoy día tan habitual, entre los locos tradicionales. No hay que ir muy lejos para cerciorarse de estos hechos. Basta con repasar las *Observations on insanity* de Haslam, los dos volúmenes sobre la *pazzia* de Chiarugi, el tratado sobre la *manie* de Pinel y las *Rhapsodieen* de Reil, por citar cuatro de las obras más representativas de los albores de la psiquiatría, para comprobar la preeminencia de los delirantes y la ausencia de nuestros alucinados[70].

No faltan, desde luego, opiniones contrarias a las que aquí se defienden. Una de ellas, que cosechó cierto éxito en las últimas décadas de pasado siglo, fue la sostenida por el psicólogo norteamericano Julian Jaynes. En su obra *The Origin of Consciousness in the Breakdown of*

---

70. Vale la pena, como observación excepcional, citar un pasaje de Reil, en una nota a pie de página, en la que se habla de una enferma febril afectada de alucinaciones de todos los sentidos: «[...] veía, oía y sentía todo de manera anormal durante el día; oía cantos, crujidos y murmullos, las bebidas tenían un gusto extraño, las montañas se extendían bajo su vista, los objetos tenían el color del arco iris, el borde de los vasos parecía irregular» (REIL, J. Ch.: *Rapsodias sobre el empleo del método de cura psíquica en los trastornos del espíritu*, en VV.AA., *El nacimiento de la psiquiatría*, Buenos Aires, Polemos, 2012, p. 187). El interés de esta observación radica en poner de relieve que las alucinaciones auditivas, tan insólitas en las descripciones clínicas, se enmarcan en un estado febril y se dan junto con alucinaciones visuales y de los otros sentidos.

the Bicameral Mind, Jaynes propone que la conciencia es una adquisición más reciente de lo que se suponía y afirma que se basa en el lenguaje, al que considera, con acierto, «un órgano de percepción, no sólo un medio de comunicación». A modo de contraste con el hombre de hoy y echando mano de las obras homéricas, expone que la subjetividad de los héroes de *La Ilíada* es muy distinta de la nuestra. Esos héroes no tenían voluntad propia y se movían al dictado de voces enviadas por los dioses. Jaynes califica a esas voces de alucinaciones verbales y las explica por la mente bicameral (doble cerebro) de los antiguos. Con la aparición de la escritura, en Mesopotamia, esas voces que dirigían los comportamientos y las actitudes comienzan a desaparecer. Abandonadas paulatinamente, las voces reaparecen esporádicamente sólo en las adivinaciones, oráculos, actos de creación artística, etc. También en las manifestaciones clínicas de la esquizofrenia, donde prácticamente se usa el hemisferio derecho del cerebro, se puede deducir esa mente bicameral. De ahí que, de forma antitética a la conciencia ordinaria, las alucinaciones sustituyen a los pensamientos, a menudo dramáticos y de cariz religioso. Y esta religiosidad, como cabe esperar en este tipo de suposiciones, se explica por el asiento neurológico de las alucinaciones y su articulación con el sustrato de los sentimientos religiosos que pervive en la mente bicameral[71].

---

71. *Cf.* Julian JAYNES, *The Origin of Consciousness in the Breakdown of the Bicameral Mind*, A Mariner Book Houghton Mifflin Company, Boston y Nueva York, 2000; en especial, el capítulo 5 (Schizophrenia) del Libro III, pp. 404-432. Con otros argumentos y al hilo de otras motivaciones, algunos de los primeros alienistas, animados por el potencial de sus indagaciones psicopatológicas, pretendieron extender sus conocimientos a la Antigüedad, donde vieron por doquier «alucinaciones de los cinco sentidos». Representante de esta tendencia fue Eugène Postel en *Études et recherches philosophiques et historiques sur les hallucinations et la folie jusqu'à la fin du siècle dernier* (Caen, B. de Laporte, 1859). Postel sigue de cerca

Pese a lo que proponen algunos psicólogos, como el que acaba de mencionarse, historiadores de medio pelo y muchos clínicos avalados por el sentido común, las voces, tal como aquí se definen, constituyen una novedad en la experiencia humana. También se pronuncia en este sentido Edward H. Hare, aunque su enfoque dista mucho del que aquí se sigue, cuando afirma que, hasta el siglo XIX, no existen registros clínicos claros de sujetos trastornados que oyeran voces en ausencia de alucinaciones visuales[72].

A finales del siglo XVIII y primeras décadas del XIX, las contadas menciones a los alucinados nos los pintan como visionarios que se dejan subyugar por el poderío de las ilusiones. Aquellos alucinados veían cosas inexistentes, pero no las oían. Representativa de aquel parecer es la opinión de Boissier de Sauvages, quien, en 1768, escribió: «[los alucinados] son aquellos que toman sus sensaciones por imágenes, sus imaginaciones o sus fantasías por sensaciones[73]».

Por entonces, de hecho, ni siquiera se hablaba de *alucinación* ni de *do*[74]. Los locos de aquella época tenían

la propuesta de Calmeil, quien, en su historia de la locura, al tratar de la alucinaciones auditivas, se refiere a Pedro, arrebatado mientras oía dulces melodías provenientes del cielo. A renglón seguido, Calmeil menciona a Tasso, asediado por las más terribles alucinaciones: con frecuencia oía «ruidos sordos, tintineos prolongados, ruidos de campanas que le sobrecogían de espanto». Uno de los amigos del gran poeta asistió en cierta ocasión a una conversación de Torquato Tasso con un ser invisible, añade finalmente Calmeil para demostrar las alucinaciones de la vista y el oído del poeta italiano de la época de la Contrarreforma. Véase L.-F. CALMEIL, *De la folie, considérée sous le point de vue pathologique, philosophique, historique et judiciaire*, vol. I, París, J. B. Baillière, 1845, pp. 9-10.

72. *Cf.* E. H. HARE, *El origen de las enfermedades mentales*, Madrid, Triacastela, 2002, p. 223.

73. Citado por N. FRANCK y F. THIBAUT, «Hallucinations», *Encycl Méd Chir*, Psychiatrie, 37-120-A-10, 2003, 18 p. Sobre las discusiones acerca de la naturaleza imaginativa de la alucinación, véase H. EY, *Tratado de las alucinaciones*, Vol. II, Buenos Aires, Polemos, 2009, pp. 1271-1272.

74. La relación del campo escópico con la alucinación era tan estrecha

ilusiones y veían cosas raras, como se puede leer en el libro de Pinel sobre la manía: «Otros [locos] entregados a una especie de ilusión veían los objetos con las formas y colores que su imaginación les prestaba, como aquel que cuando veía mucha gente reunida se le figuraba que era una legión de demonios, y así procura salir de su jaula para ahuyentarlos; otro loco hacía pedazos sus vestidos, y aún la paja de su cama, que creía eran un montón de víboras enroscadas»[75].

La perfecta comunión en la que vivieron durante siglos el alucinado y el visionario comienza a quebrarse, a principios del siglo XIX, con las observaciones de Esquirol. Es cierto que en ellas siguen predominando las visiones, pero la siniestra cháchara de las voces comienza a hacerse oír: «El enfermo mantiene constantemente conversaciones con

---

que una seudoetimología, extendida en los siglos XVII y XVIII, relacionó *allucinor* con *ad lucem* («cercano» o «propio de la luz»), campo semántico que atañe a la visión. Esta vinculación facilitó la incorporación del vocablo alucinación a la medicina a través de la oftalmología de la época con significados muy diferentes (diplopia, afecciones de la córnea, errores de los sentidos, ruidos extraños, apariciones, presentimientos). La asociación entre visión y alucinación, encarnada en la figura del visionario, era tan consistente que el propio Esquirol recuerda: «Faltaba un término genérico» que reuniera a los alucinados de la vista, del oído, del tacto, del gusto y del olfato. «Yo propuse la palabra *alucinación* sin darle una acepción determinada y que podía convenir, en consecuencia, a todas las variedades del delirio que al suponer la presencia de un objeto propio que excita uno de los sentidos, aunque estos objetos no estén al alcance de los sentidos», ESQUIROL, J.-E.-D.: *Memorias sobre la locura y sus variedades*, Madrid, Dorsa, 1991, p. 158. Uno de los más brillantes alumnos de Esquirol, J.-P. Falret, la caracterizaría como «percepción sin objeto», máxima que habría de convertirse en la definición más citada en el futuro (FALRET, J.-P.: *Des maladies mentales et des asiles d'aliénés: leçons cliniques et considérations générales*, París, Baillière, 1864, p. 264). Tocante a estas cuestiones, no está demás consultar el artículo de J. CHRISTIAN, «Hallucination», en A. DECHAMBRE (ed.), *Dictionnaire encyclopédique des sciences médicales*, París, 4.ª Serie, Tomo XII, 1886, pp. 77-121.

75. PINEL, Ph.: *Tratado médico-filosófico de la enajenación mental o manía*, Madrid, Nieva, 1988, p. 153.

personas que ve y oye [...]»[76]. Los locos que protagonizan sus observaciones padecen ya de locuras habladas. De tal manera es así que, cuando describe los síntomas de esta afección, Esquirol anota que algunos de ellos dicen oír «voces», término hasta entonces inusual que él emplea habitualmente para referir ese tipo de experiencias: «Hay locos que escuchan voces claras que les hablan y con las que mantienen conversaciones»[77]. Esas voces poseen ya las características propias con las que actualmente definimos las alucinaciones verbales, las cuales hallan en la prosa de Schreber una de las definiciones más emblemáticas: el insigne profesor de psicosis las define como un «puro absurdo» que se acompaña de «una nada desdeñable acumulación de injurias»[78].

Diferentes en su esencia y en su textura semiológica a las que algunos atribuyen erróneamente al *daimon* de Sócrates, las voces del hombre moderno son, además de inefables, molestas, insultantes, impertinentes, difamatorias, imperativas y acusatorias. M. N., uno de los locos de Esquirol, ratificó, de forma dramática, la presencia de ese nuevo demonio del lenguaje: «En este estado se cortó la garganta con una navaja de afeitar; cuando recobra los sentidos oye voces que le acusan; una vez curado de sus heridas continúa oyendo voces, se imagina rodeado de espías, cree que sus criados le denuncian. Estas voces le repiten, día y noche, que ha traicionado su deber, que está deshonrado, que lo mejor que puede hacer es matarse; le hablan en todas las lenguas de Europa que le son familiares»[79].

Como se ve, los locos de las primeras décadas del siglo

76. ESQUIROL, J.-E.-D.: *Memorias sobre la locura y sus variedades, op. cit.*, p. 149.

77. *Ídem*, p. 28.

78. *Cf.* D. P. SCHREBER, *Sucesos memorables de un enfermo de los nervios*, Madrid, AEN, 2003, p. 235.

79. ESQUIROL, J.-E.-D.: *Memorias sobre la locura y sus variedades, op. cit.*, p. 134.

XIX comenzaron a testimoniar del cambio sustancial de la relación del sujeto con el lenguaje, un lenguaje que encarna la otredad esencial que nos constituye. Un cambio tan radical, novedoso y trascendente que desplazaría el eje gravitacional del sentido hacia un nuevo ámbito: el de la más cruda experiencia del lenguaje, esto es, el lenguaje literal, bruto, real, ese lenguaje esquizofrénico en que las palabras son tratadas como cosas, según la observación sagaz de Freud[80]. Independizado de la voluntad del sujeto y emancipado del gobierno del yo, el lenguaje del hombre del final de la Modernidad se ha vuelto un siniestro e impenitente charlatán. El loco moderno no es el visionario de antaño, sino un ser solitario a merced de «las charlatanas» —como denominaba a las voces uno de los pacientes de Esquirol[81]—, un ser hablado y manipulado desde una instancia a la que considera extraña a sí mismo, un mero repetidor de palabras que le son ajenas y ejecutor de actos que se le imponen: «[...] si habla, la voz de un ángel dice antes lo que él va a decir; si lee, esa misma voz se hace oír antes que él pronuncie las palabras; si escribe, las voces se lo dictan; él no es más que el eco de lo que oye, lo mismo si habla que si escribe»[82].

Esbozado en los escritos de Esquirol, el loco de las palabras adquiere sus relieves característicos y definitivos en las descripciones de Jules Baillarger. En ellas, el visionario cederá por completo el testigo al ventrílocuo, de tal manera que el elemento sensorial de la alucinación se desplazará paulatinamente al ámbito auditivo y de ahí al verbal. Porque Baillarger, aunque no sabe cómo explicarlo[83], se

---

80. Véase S. FREUD, «Lo inconsciente» [1915], en *Obras completas*, T. XIV, Buenos Aires, Amorrortu, 1992.

81. ESQUIROL, J.-E.-D.: *Memorias sobre la locura y sus variedades, op. cit.*, p. 135.

82. *Ídem*, p. 300.

83. «El mecanismo íntimo de la alucinación es y será probablemente

ha percatado de la presencia oscura del lenguaje en todos esos fenómenos, cosa que le resulta indiscutible en las observaciones de los sordos que oyen voces: «Este último hecho es casi constante y en extremo curioso: entre ocho sordos afectados de alucinaciones, puede decirse que siete oyen voces. Se ve, pues, que la alteración exterior de los órganos de los sentidos no impide la producción de la alucinación: podrá decirse más aún, y es que si se suprimiese totalmente el sentido en esos individuos, la alucinación no dejaría por eso de presentarse»[84].

Tocante al problema de las alucinaciones, las contribuciones de Baillarger marcan un antes y un después. En primer lugar, las alucinaciones *psicosensoriales* pierden protagonismo frente a las alucinaciones *psíquicas*, las genuinas de la locura, las que revelan esa siniestra dimensión de voces áfonas o sin sonido[85]. Se trata, según las expresiones de los enfermos, de «conversaciones de alma a alma con interlocutores invisibles», «que escuchan el pensamiento, el lenguaje de la poesía»; «voces puramente interiores»; «conversación sin sonido»; «el lenguaje del pensamiento»; «conversaciones por intuición, por magnetismo, con interlocutores invisibles»; «una voz interior que la carne y la sangre no comprenden»; «escuchar el pensamiento a distancia por un sexto sentido»; etc. En segundo lugar, las alucinaciones visuales desaparecen casi por completo del territorio de la locura,

---

siempre inexplicable», escribió, J. BAILLARGER (*Tratado de la alienación mental. Lecciones*, Habana, Imprenta militar, 1863, p. 272).

84. *Ídem*, pp. 67-68.

85. En pocos ámbitos de la psicopatología se dan tantos oxímoron como en el de las alucinaciones. «Voces áfonas», «percepciones sin objeto» y otras muchas fórmulas de esta guisa hablan por sí solas del resbaladizo suelo que pisamos. Tanto es así que Frédéric PELLION («Six notes à propos de l'hallucination verbale selon Jacques Lacan: un cas du dialogue psychanalyse/psychiatrie», *Cliniques méditerranéennes* 1/2005, n.º 71, pp. 283-299) habla del *escándalo* de la alucinación.

en el cual las alucinaciones del oído se convierten en uno de sus elementos constitutivos[86]. En tercer lugar, las voces son caracterizadas en su sentido moderno, esto es, como injurias y amenazas, precisamente como eso que el sujeto sólo se permite oír por vía alucinatoria: «[...] se les amenaza, se les injuria. Lejos de tomarse entonces esas amenazas y esas injurias como un producto de su inteligencia, tienen por el contrario la convicción de que todo eso proviene de sus enemigos»[87]. Por último, espantado ante esas voces que hablan de él, el sujeto alucinado se muestra como un hombre hablado: «[el alucinado] asiste, por así decir, como un simple espectador a una conversación de la que él es el objeto»[88].

Coincidiendo con la mayoría de psicopatólogos, Baillarger destaca la convicción íntima e inquebrantable que muestran todos los alucinados con respecto a sus alucinaciones. Cualquier esfuerzo tendente a convencer al alucinado de su error perceptivo resulta baldío, como reconocía Lélut en un comentario sobre un paciente que le contestaba: «No estoy loco; *siento* con claridad lo que *siento*». Decepcionado, Lélut anota a continuación: «No hay nada que replicar a esto; sus alucinaciones son más fuertes, más claras, más continuas que la mayor parte de nuestras verdaderas percepciones, y su respuesta a mis insinuaciones es la que me han hecho siempre los enfermos que se hayan en el mismo caso que él»[89].

---

86. «Las alucinaciones de la vista son mucho más raras en los alienados que las del oído, [...]», escribe Baillarger. (BAILLARGER, J.: *Recherches sur les maladies mentales*, vol. I, París, Masson, 1890, p. 313).

87. *Ídem*, p. 278

88. *Ídem*, p. 279.

89. LÉLUT, F.: *Du Démon de Socrate*, París, Trinquart, 1836, p. 295. Las mismas palabras acerca de la certeza había empleado Haslam al tratar de los delirios: «[...] es una necedad intentar convencer a los locos de sus errores mediante el razonamiento, puesto que en la locura siempre hay una firme

Los elementos que se acaban de mencionar constituyen la experiencia moderna de las voces. La presencia de estas voces se expresa en un nuevo tipo de locura (automatismo mental, esquizofrenia, locura discordante), experiencia desorbitada de la que se colige una nueva relación del sujeto con el lenguaje. Al imponérsele el lenguaje a despecho de su voluntad, el sujeto pierde su unidad y se pulveriza. De tal manera es así que se reconoce como agente de ciertos pensamientos, pero no de otros, y se sabe autor de unas acciones, aunque otras las vive como imposiciones a las que no puede resistirse. Baillarger refiere estos hechos con total nitidez cuando observa: «pronuncian ellos mismos las palabras con la boca cerrada como lo hacen los ventrílocuos»[90].

Inspirándose en las observaciones de Baillarger y llevando a su extremo la metáfora del ventrílocuo, Séglas, el gran tratadista de las alucinaciones, daría una nueva versión de estos hechos con la descripción de las «alucinaciones psicomotrices verbales», una variante aún más minimalista de las alucinaciones psíquicas: «Hay algunas [voces] que hablan dentro de mi boca y obligan a la lengua a moverse; pero la boca permanece cerrada y no sale ningún sonido.

---

convicción de la verdad de lo que es falso, y la más clara y circunstancial evidencia no pueden eliminarla», HASLAM, J.: *Observations on insanity: with practical remarks on the disease, and an account of the morbid appearances on dissection*, Londres, Printed for F. and C. Rivington, and sold by J. Hatchard, Londres, 1768, pp. 105-106.

90. BAILLARGER, J.: *Recherches sur les maladies mentales*, vol. I, *op. cit.*, 1890, p. 311. Con respecto a la explicación de estos fenómenos, en otro momento comenta: «En una palabra, esos alucinados tienen una segunda voz a la manera de los ventrílocuos, una especie de resonancia de esa voz articulada sordamente que se efectúa en el estómago o en el pecho; y como ellos no tienen conciencia del modo como se produce esa voz, creen que su pensamiento se halla trasportado a estas regiones. Tal es la única explicación que nos parece posible dar respecto a este particular, y como no existe ninguna hasta hoy en la ciencia, pudiera admitirse esta, si se quiere». BAILLARGER, J.: *Tratado de la alienación mental. Lecciones, op. cit.*, p. 80.

Comprendo lo que dicen las voces por los movimientos de la lengua, sin pronunciar nada, ni en voz alta ni baja»[91]. «Es un verbo subjetivo que habla dentro de sí, independientemente de uno mismo», afirma uno de sus alucinados[92]. Conocida en el Servicio como «la enferma que habla sola», otra de sus alucinadas se expresa en los siguientes términos: «Esto me comienza en el gaznate de la boca [sic]». Aunque otros enfermos le dicen que eso son voces, ella no lo toma en consideración, porque «a ellos no les hacen hablar como a mí». Y añade: «Me hacen algo en la garganta, en la lengua, para que hable; se diría que mi lengua siempre está en marcha; nunca se queda quieta»[93].

A finales del siglo XIX, el loco alucinado padece en soledad de cháchara, insultos e injurias, de los que además es su objeto. Como puede apreciarse, las descripciones de las voces anotadas Baillarger y Séglas entronizan la perspectiva del sujeto hablado por un otro que es él mismo, aunque nada dicen de la vinculación consustancial del ser y el lenguaje[94].

3. Automatismo mental

Pese a los múltiples detalles descriptivos, la observación de esos fenómenos xenopáticos no había llegado a su fin. Restaba sobre todo pulir algunos matices semiológicos, dar nombre a tan inusitados fenómenos y conjuntar

91. SÉGLAS, J.: *Alucinados y perseguidos. Lecciones clínicas sobre las enfermedades mentales y nerviosas (selección)*, Edición de Alienistas del Pisuerga, Madrid, Ergon, 2012, pp. 209-210.

92. SÉGLAS, J.: *Des troubles du langage chez les aliénés*, París, Rueff, 1892, p. 183.

93. SÉGLAS, J.: *Alucinados y perseguidos, op. cit.*, p. 19.

94. Con respecto a las contribuciones francesas al problema de la alucinación, véase, antes que cualquier otro, G. LANTÉRI-LAURA, *Les hallucinations*, París, Masson, 1991.

esas experiencias aparentemente heterogéneas. Estos tres aspectos culminaron en la descripción del automatismo mental, realizada durante las primeras décadas del pasado siglo por G. G. de Clérambault, médico-jefe de la Enfermería especial. Los locos que él observó expresan el espanto del hombre roto y hablado. Unos atestiguan que se les espía hasta en sus más recónditos secretos; otros dicen estar habitados por una otredad a la que consideran más auténtica que su persona; la mayoría experimentan la manipulación de sus sentimientos, pensamientos y sensaciones, a los que consideran tan extraños y ajenos que les hacen vivir como extranjeros de sí mismos. Esos alucinados representan lo que llamamos «automatismo mental» y encarnan como nadie la figura del loco moderno, esto es, el xenópata.

Como muñecos en manos del ventrílocuo o marionetas animadas por titiriteros, estos sujetos hablan al dictado de una potencia superior y se mueven al antojo de un extraño. Amélie, una de sus más célebres alucinadas, afirma: «Hay algo que es más fuerte que la persona. Hay algo que habla cuando quiere, y que se para cuando deja de hablar»[95]. Jean Baptiste G., otro de sus enfermos, es hablado por un ser al que sus ojos no ven pero cuya presencia y locuacidad está fuera de duda. Sobre él anota Clérambault: «Voz interior. Su lengua se ajusta al pensamiento de un ser invisible. Su lengua es ahora un aparato de recepción. Lenguaje misterioso llamado *la Blache*, el cual deriva de la hipnosis [*sic*][96].

También esos alucinados testimonian de estar a merced de un ser siniestro que les obliga a hacer cosas que no quieren, pensar lo que más les repugna, sentir lo que no les

---

95. CLÉRAMBAULT, G. G. de: «Automatisme mental et scission du moi» [1920], *Œuvre psychiatriques*, París, P.U.F., 1942, p. 457.

96. *Ídem*, p. 461.

apetece y moverse contra su voluntad, como le sucedía a la costurera Marie: «A veces es obligada a gritar, hablar o agitarse a pesar suyo. También obligada a escribir»[97].

De los muchos alucinados de las palabras, la que expresa con mayor patetismo sus experiencias es Marguerite:

> No, esas voces *no tienen timbre articulado*, ahí dentro (en su frente). Cuando digo «Se» *(On)*, me refiero siempre al mismo personaje, ese espíritu del mal que tan pronto habla *con una voz de comedia*, como con una voz real. A veces se me habla en jerga normanda; así se dice «all' a boulé, all' a *voué*», lo que quiere decir «ella robó» *(elle a volé)*. Me *río de ello* por lo esperpéntico que es, pero no me divierte. Ayer por la tarde estaba muy confundida; ni siquiera era jerga; las cosas iban mal. Me contaban historias bastante extrañas. Me disgusté, gritaron más fuerte que yo. *Hacen deformaciones de palabras*. Pero, señor, ¿no usa incluso usted palabras deformadas? Usted habló de *afectuosidad*; eso no es francés; ¿*Estaría usted afectado de la misma enfermedad?* ¿Habla usted así cuando enseña? Ellos siempre tienen palabras nuevas; son palabras no siempre posibles; tienen un vocabulario propio; es muy gracioso. Tenga... (distracción pasajera)... ¿Qué decía usted? Estaba ausente. Hablaron al mismo tiempo que usted; hablaron de polvos de arroz y de piel de olor, y sin embargo nunca uso eso. ¿Ha oído usted como yo? ¿Oye usted? ¿Por qué sonríe usted? ¿Sonríe por verme sonreír? Ya está, estoy de nuevo ausente. Dicen..., Dicen... y entonces... robo..., robo... Me interrumpen. Me gustaría decirle... crea usted que yo... Me interrumpen. Frecuentemente tengo interrupciones como esa; yo, *chochocho*... ¡Oh! ¡Qué es lo que no digo!

97. CLÉRAMBAULT, G. G. de: «Les psychoses hallucinatoires chroniques. Analyse. Pathogénie. Communication» [1924], *Œuvre psychiatriques, op. cit.*, p. 519

¡Me van a hacer alemana a mí también! ¿Qué me decía usted? He estado bastante ausente. También me hacen *confundirme de palabra o pronunciar mal*. Por momentos ya no me está permitido mirar a nadie, ni pensar nada[98].

A la hora de conjuntar este tipo de experiencias, Clérambault aplica su metodología característica conforme a cuatro principios nosológicos: en primer lugar, oposición entre el proceso psicótico generador y los productos delirantes sobreañadidos; en segundo lugar, reducción de la fenomenología a sus signos mínimos («trastorno molecular del pensamiento elemental»); en tercer lugar, separación entre los casos «puros» y los «mixtos»; por último, atomización nosográfica basada en los distintos mecanismos generadores de las psicosis (automatismo mental, postulado, «seudoconstatación espontánea incoercible», etc.).

A partir de estos principios, Clérambault describe un síndrome observable en diversas enfermedades, pero sobre todo en la psicosis alucinatoria crónica.

Mucho se ha terciado acerca de lo atinado de su designación, pues *automatisme* era un término preñado de resonancias en la psicopatología francesa. Tiempo atrás Baillarger había elaborado una *théorie de l'automatisme*, crisol, en su opinión, de todos los delirios y alucinaciones que surgían a consecuencia del ejercicio involuntario de la memoria y la imaginación[99]. A la sombra de Clérambault, André Ceillier habló de un *automatisme psychique* para nombrar la involuntariedad de la actividad psíquica, empleando un término similar al que usara también Pierre

---

98. *Ídem*, pp. 500-501. Mediante el subrayado transcribo las mayúsculas del original, hoy día en desuso.

99. *Cf.* J. BAILLARGER, «Théorie de l'automatisme», en *Recherches sur les maladies mentales, op. cit.*, pp. 494-500.

Janet (*automatisme psychologique*) para representar la actividad humana en sus formas más rudimentarias[100]. Se habla de automatismo psicológico o de acciones automáticas, *grosso modo*, cuando se refieren adquisiciones que escapan al control de la conciencia, como sucede con la ejecución de una pieza musical aprendida de memoria. Pero esto tiene poco que ver con el síndrome descrito por Clérambault. Conforme a la apreciación de Minkowski, el automatismo clérambaultiano

«es una noción puramente psiquiátrica; alude a los fenómenos que la conciencia mórbida, contrariamente a lo que pasa habitualmente, no logra referir a sí misma y que, en consecuencia, le parecen como si se desarrollasen independientemente de ella y, en ese sentido, de "forma automática"; a fin de cuentas tiende a atribuirlas a causas exteriores. Se llega así a los fenómenos patológicos del tipo del eco del pensamiento o del rapto de la mente, de la enunciación de los actos, de los diálogos interiores, de las alucinaciones motrices, del sentimiento de influjo, etc.»[101].

Queda claro, entonces, que el automatismo mental de Clérambault pone de relieve la pasividad y la extrañeza del sujeto ante los fenómenos que experimenta, fenómenos que por otra parte él mismo origina. Por eso se ha hecho coincidir esta descripción con otras similares aunque más endebles, en especial: el *délire d'influence* de Séglas, el *syndrome de dépossession* de Lévy-Valensi, el *sentiment d'emprise* (sentimiento de influencia) de Janet, la *polyphrénie* de Revault d'Allonnes, la *intrusion* de Delmas,

100. *Cf.* A. CEILLIER, *Recherches sur l'automatisme psychique*, París, H. Delarue, 1927.

101. MINKOWSKI, E.: *El tiempo vivido: estudios fenomenológicos y psicológicos*, México DF, F.C.E., 1973, p. 199.

la *subduction mentale* de Mignard o el *syndrome d'action extérieure* de H. Claude. También se ha equiparado, como se hace en este texto, el automatismo mental con la esquizofrenia. Es cierto que se trata de descripciones diferentes, aunque ambas intentan iluminar el mismo polo xenopático de la psicosis. De hecho, los síntomas accesorios de la esquizofrenia de Bleuler se corresponden con los descritos por Clérambault. Hay, sin embargo, una diferencia notable y genuina de la pulverización semiológica que caracteriza la observación del maestro de la Enfermería especial. Consiste en que todos los fenómenos aislados por los autores citados (ecos del pensamiento y de la lectura, pensamiento anticipado, impulsiones verbales, enunciación de actos, etc.) fueron considerados por él como *phénomènes à la fois idéiques et verbaux*, por lo general tardíos respecto a otros más elementales.

Según lo que acabo de apuntar, los fenómenos descritos por Baillarger o Séglas, aunque sutiles, vienen precedidos por otros más discretos y tenues. En esto Clérambault resulta incomparable y su automatismo mental no tiene precedentes. Su intemporal contribución consistió en desvelar los fenómenos iniciales del mentismo y de la xenopatía, hasta entonces «dejados en la sombra», al menos algunos de ellos. A pesar de la intrínseca dificultad que entraña, logró reunirlos en un mismo síndrome (*petit automatisme mentale*), atribuirles un origen común, diseccionarlos fenomenológicamente (*phénomènes subtils-phénomènes grossiers*), jerarquizarlos siguiendo un proceso de edificación (desde el *syndrome de passivité* hasta, eventualmente, el *triple automatisme mental*) y perfilar las consecuencias de su implantación (*scission du moi, formation de la personnalité seconde*). En definitiva, el *syndrome d'automatisme mental* está constituido siempre por los mismos trastornos psíquicos, motores y sensoriales, los cuales se imponen de manera abrupta y automática en la mente del sujeto hasta capturarlo y gobernarlo. Muy pocas son las definiciones que dio del automatismo mental. De ellas, la más reveladora es, con diferencia, la que sigue: «Por Automatismo Mental entiendo los fenómenos clásicos: pensamiento precedido, enunciación de actos, impulsiones verbales, tendencia a los fenómenos psicomotores; [...] Creo con frecuencia, al aislar el grupo de fenómenos mencionados, haber innovado algunos aspectos al afirmar: (1) Su carácter esencialmente neutro (neutro al menos en principio); (2) Su carácter no sensorial; (3) Su rol inicial en el principio de las psicosis» [102].

Resulta conveniente, de cara a una cabal comprensión, detenerse a analizar estas tres características generales. Estas características conforman los *phénomènes subtiles*, siempre presentes en el inicio de cualquier psicosis alucinatoria crónica, es decir, en el *petit automatisme mental* o *syndrome de passivité* o *syndrome S*. El carácter esencialmente *neutre* alude tanto a las ideas como a los afectos [103]. Es, por una parte, «anidéico», atemático, y consiste únicamente en el desdoblamiento del pensamiento. También es «neutro» con respecto a los afectos («no comporta por él mismo hostilidad» [104]), con lo que Clérambault enfatiza que el núcleo de estas psicosis no concuerda con los afectos del sujeto, a diferencia de lo que ocurre en las psicosis pasionales. Por otra parte, su carácter *non sensoriel* indica

102. CLÉRAMBAULT, G. G. de: «Définition de l'Automatisme Mental» [1924], *Œuvre Psychiatrique, op. cit.*, pp. 492-493.

103. «El Síndrome S comprende una serie de fenómenos positivos, negativos o mixtos, que tienen como propiedad común ser neutros desde el punto de vista afectivo o nulos desde el punto de vista idéico, es decir, a-temáticos o muy débilmente temáticos» (CLÉRAMBAULT, G. G. de: «Discussion du rapport de M. Nayrac sur l'Automatisme Mental au Congrès de Blois» [1927], *Œuvre Psychiatrique, op. cit.*, p. 587).

104. CLÉRAMBAULT, G. G. de: «Les psychoses hallucinatoires chroniques. Présentation de malade» [1923], *Œuvre Psychiatrique, op. cit.*, p. 490.

que el pensamiento, experimentado como extraño por el sujeto, no le llega inicialmente de forma sensorial, sino de la manera más habitual del pensamiento, es decir, de una forma indiferenciada constituida por una mezcolanza de tendencias y abstracciones; los mecanismos más delicados del intelecto serían los primeros afectados en la génesis de la psicosis y de manera paulatina aparecerían los trastornos propiamente sensoriales. Por último, con su consideración de *rôle initial* remarca que esos pequeños signos son los primeros datos aprehensibles de la psicosis; el delirio y las alucinaciones *stricto sensu* son siempre secundarios y añadidos: «El delirio propiamente dicho no es más que la reacción obligada de un intelecto razonante, y frecuentemente intacto, a los fenómenos que surgen de su subconsciente, [...]»[105].

Estas tres características de los fenómenos iniciales de intrusión promueven una *scission du moi*, es decir, un sentimiento subjetivo de extrañeza y de perplejidad: «Las sensaciones alucinatorias, incluso las más simples, aparecen en el mayor número de los casos como extrañas y como ajenas: extrañeza intrínseca y carácter impropio casi inmediatamente impuesto. Son extrañas o, dicho de otro modo, inefables e indecibles, de apariencia artificial»[106].

Según lo perfilado hasta aquí, el *petit automatisme mental* consiste en un desgarramiento consecutivo al desdoblamiento del pensamiento «elemental», en una «objetivación —a la vez revelación y desapropiación, a la vez reconocimiento y desconocimiento— del pensamiento elemental, constitutivo de un sentimiento

---

105. CLÉRAMBAULT, G. G. de: «Automatisme mental et scission du moi» [1920], *Œuvre Psychiatrique, op. cit.*, p. 459.
106. CLÉRAMBAULT, G. G. de: «Psychoses à base d'Automatisme» [1925], *Œuvre Psychiatrique, op. cit.*, pp. 538-539.

de discontinuidad y de escisión del Yo, es decir, de la personalidad consciente»[107].

Conforme a lo que se acaba de esbozar, tras estos fenómenos iniciales surgen con frecuencia el delirio y la alucinación propiamente dicha, los cuales sitúan con precisión el desdoblamiento y la fragmentación xenopática del sujeto. En adelante, el enfermo afectado de automatismo se constituirá en un perplejo receptor de fenómenos elementales que, pese a no tener en un principio significación alguna, le conciernen de forma inexcusable. Al tiempo que se despliega el trabajo delirante explicativo, progresa la tendencia a la verbalización y las alucinaciones psicomotrices verbales florecen. Finalmente, aunque no en todos los casos, se instaura el síndrome automático completo (*triple automatisme mental*) en sus tres órdenes posibles: verbal, sensitivo y motor. Dicho síndrome constituye el exponente más álgido de la fenomenología psicótica, el ejemplo por excelencia del determinismo del lenguaje en el sujeto. Ese triple automatismo se caracteriza por trastornos del pensamiento y del lenguaje (eco, robo y anticipación del pensamiento, enunciación de actos, juegos de palabras, verbigeración, palilalia, habla retardada, ecolalia, disección silábica, logoclonia, juegos de palabras por asonancias, paragramatismos, etc.), los automatismos motores y sensitivos (manierismos, ecopraxias, cenestesias, estereotipias motoras, espasmos, tics, agitaciones, etc.) y las «voces» propiamente dichas.

4. Xenopatía

En diversas ocasiones de este texto se identifica

---

107. GIRARD, M.: «Gaëtan Gatian de Clérambault: morceaux choisis pour un parcours historique», en P. MORON *et al.*, *Clérambault maître de Lacan*, París, Les empêcheurs de penser en rond, 1993, p. 36.

el automatismo mental con la esquizofrenia, aún a sabiendas de que son descripciones distintas sobre experiencias comunes. Se hace para circunscribir un polo de la psicosis diferente a la paranoia y la melancolía, un polo al que de buena gana llamamos xenopático. El término «xenopatía» (compuesto de *xénos*: extraño, extranjero, exterior a sí mismo; y *phatie*: pasión, sufrimiento, enfermedad) merece algunas aclaraciones, puesto que es inusual en la literatura especializada. A estas alturas de la exposición, después de transcribir algunos retratos de alucinados siguiendo la metáfora del ventrílocuo, uno puede hacerse ya una idea del xenópata, es decir, del sujeto manipulado y hablado por el Otro del lenguaje. Como se habrá podido observar por los testimonios de esos alucinados, una potencia superior les interviene, controla y determina las palabras, pensamientos, sentimientos, movimientos y sensaciones. Perplejos y angustiados, asisten con desconcierto a esa manipulación, inicialmente teñida de oprobio y repleta de palabras insultantes.

Tanto «xenopatía» como «xenopático» son términos inhabituales; y aún más lo es «xenópata»[108]. Pero debido a la expresividad que atesoran, vale la pena que echemos mano de ellos. El adjetivo xenopático se usó en contadas ocasiones para nombrar ciertas experiencias alucinatorias y algunos delirios de influencia. Sin duda fue Paul Guiraud el autor que lo empleó con más precisión para caracterizar ciertos estados afectivos, representaciones y tendencias a la acción que sobrevienen en el curso de la actividad mental

---

108. Ni siquiera Henri Ey, uno de los grandes pensadores de la psicopatología, le asigna un valor conceptual, limitándose a darle el uso común descriptivo: la vivencia de ciertas alucinaciones, impresiones, automatismos como «fenómenos extraños o xenopáticos» (EY, H.: «Étude n.º 23. Bouffées delirantes et psychoses hallucinatoires aiguës»), en *Études psychiatriques*, Vol. II, T. III, París, Crehey, 2006, p. 244).

y que, en caso de algunos delirantes, se experimentan como ajenos y se atribuyen a una influencia exterior (xenopática); por el contrario, esos mismos estados son reconocidos por las personas normales como provenientes de su propia actividad psíquica[109]. A diferencia de Guiraud, aquí se usa en un sentido más amplio, aunque se conserva la genuina experiencia de intrusión, influencia, dominio y manipulación. Se trata de la inefabilidad de experimentar el propio pensamiento, los propios actos, las propias sensaciones corporales o los propios sentimientos como si fueran ajenos o impuestos, como si provinieran de otra instancia o potencia —no importa que sea exterior o interior— con la que el sujeto, perplejo y sumido en el enigma, ni se identifica ni se reconoce como agente. Ahí el sujeto es tan sólo mero receptor, apenas el eco de un lenguaje cuyo dueño y procedencia desconoce. Por otra parte, en lo que atañe al ámbito del pensamiento, parece apropiado oponer la *xenopatía* a la *endofasia*, oposición que permite distinguir la experiencia subjetiva de la fragmentación del pensamiento esquizofrénico o xenopático (intervenido por una potencia extraña) de la rumiación mental del obsesivo (endofasia de la que el sujeto se siente agente y paciente).

Más allá de este campo semántico propio de la psicología patológica, el xenópata encarna al loco moderno, es decir, al alucinado de las palabras, pregonero de una nueva variante de subjetividad que ilustra el drama del

---

109. *Cf.* P. GUIRAUD, *Psychiatrie générale*, París, Le François, 1950. También habló Guiraud de una *endofasia xenopática* para designar la experiencia en la que «el enfermo se siente obligado por una potencia exterior a articular mentalmente palabras. Cree, a veces, que personajes misteriosos se sirven de su articulación *mental*. En ciertos casos, las palabras no son únicamente articuladas mentalmente sino también cuchicheadas o pronunciadas en voz alta» (GUIRAUD, P.: *Psychiatrie générale, op. cit.*, pp. 548 y 551, respectivamente).

hombre hablado y roto. De ahí la testarudez en el uso de estos términos, que aluden tanto a un tipo de trastorno como a una variedad de subjetividad. La descripción de ese hombre hecho pedazos, del que ya sólo quedan fragmentos que adquieren autonomía propia y se enfrentan entre sí, ajenos a su común procedencia, alcanzó con Clérambault las cotas más elevadas. Su contribución microfenomenológica no tiene precedentes ni ha sido mejorada posteriormente. A sus ojos, el síndrome de pasividad o pequeño automatismo muestra la desarticulación de una supuesta unidad interior —llámese personalidad o yo, como se prefiera— en sus momentos iniciales. Lo que él observa en esos estadios inaugurales son meros juegos y oposiciones entre los elementos del lenguaje, los cuales se presentan de forma independiente no sólo con relación al pensar consciente, sino también entre ellos. De tal manera es así que el lenguaje parece desmigajarse hasta perder toda sintaxis y significación, como reducido a palabras rotas amontonadas de cualquier manera; otro tanto sucede con las imágenes, unas veces superpuestas y otras detenidas o en rabioso movimiento. Hechas añicos, las palabras y las imágenes se desligan, y erráticas campan a sus anchas sin orden ni concierto. Ese desmoronamiento simbólico e imaginario —por usar de forma específica los términos de Lacan— es experimentado por el sujeto con una angustia genuina que va desde la inquietante expectación hasta la perplejidad paralizante. «Sucede frecuentemente —escribe con acierto Heuyer, comentando estas vivencias— que pasajes visuales y pasajes verbales no concuerdan, que dos series, de los unos y de los otros, se desarrollan simultáneamente sin ser de ninguna manera conjugados, es decir, sin objeto común, y que por otra parte, que una y otra serie tampoco tengan objeto»[110].

5. Insultos e injurias

Es una pena que estas visiones tan precisas de la atomización de la subjetividad, en las cuales las imágenes y las palabras se deseslabonan y desintegran causando un pavor extremo, no se acompañaran de alguna elucidación mínimamente trabada. Pero el genio descriptivo de Clérambault hacía aguas en el terreno explicativo. Estaba a años luz de Freud, incluso de Bleuler[111]. Es de lamentar también que nadie viera en la abundante presencia de insultos e injurias, elemento genuino de las alucinaciones verbales, una pesquisa que iluminara y diera pie a componer algún tipo de interpretación, cuando todo el mundo sabe que esas palabras hirientes tocan de lleno algo íntimo del sujeto.

Aunque la mayoría de psicopatólogos estaba al corriente de la presencia del oprobio en el inicio de los cuadros alucinatorios, la importancia que se le asignó fue apenas testimonial. Séglas, sin ir más lejos, había anotado a propósito de una de sus locas: «[...] voces insultantes y amenazantes: "Vaca asquerosa, puta, arrastraremos a tu hijo por el barro; te rajaremos la panza con un cuchillo". Estas voces provenían del suelo, de las paredes, de la chimenea, etc. Eran voces de hombres, de mujeres, de niños, muy claras, que oía por ambos oídos. Ellos eran invisibles,

---

110. HEUYER, G., AJURIAGUERRA, J. de y J. M. PIGEM: «El síndrome de automatismo mental de De Clérambault y su importancia en psiquiatría», *Anales de Medicina y Cirugía*, 1950, vol. XXVIII, n.º 62, p. 134.

111. «Pero Clérambault se detuvo crispado ante el umbral del inconsciente, en tanto que Bleuler fue más allá», escribe Étienne TRILLAT en «Una historia de la psiquiatría en el siglo XX», en J. POSTEL y Cl. QUETEL, *Nueva historia de la psiquiatría* (México DF, F.C.E., 2000, p. 328).

dice»[112]. A otra de sus enfermas, la Sra. P., «le decían palabrotas, insultos, maldades, para hacerla ruborizarse delante de la gente»[113].

Agudo observador, Séglas se había percatado de que los alucinados perseguidos comienzan su periplo de locura con alucinaciones elementales, es decir, ruidos indefinidos que ellos mismos transforman en onomatopeyas (boom, crac, etc.) o identifican con pasos, silbidos del tren, campanas, disparos, etc. Con posterioridad a estos fenómenos elementales, experimentan alucinaciones verbales *stricto sensu*, esto es, palabras aisladas, frases breves que poseen un único significado, a veces monótonas y estereotipadas, aunque cada vez más nítidas. «Ya conocen ustedes ese repertorio de insultos burdos que, al comienzo, tienen que soportar casi todos los perseguidos», sintetiza Séglas[114]. Con el paso del tiempo las voces suelen convertirse en un monólogo del perseguidor, del que el alucinado no puede zafarse. En ocasiones las cosas se complican aún más, sobre todo cuando se trata de varios perseguidores y el monólogo se convierte en diálogo y este en cháchara, con lo cual una polifonía de voces le vituperan.

Mas nadie soporta durante mucho tiempo tan cruda ignominia. Sucede entonces que los insultos y vejaciones, mediante alguna maniobra subjetiva, se compensan con halagos y consuelos. El trabajo del loco con sus voces resulta en ocasiones fructífero y las injurias iniciales se acaban transformando en soportable compañía, a menudo la única compañía. Este hecho ha sido observado en numerosas ocasiones por los tratadistas clásicos y es sobradamente conocido entre los clínicos que dialogamos con los locos. Tocante a esta cuestión, Clérambault anotó:

---

112. SÉGLAS, J.: *Alucinados y perseguidos, op. cit.*, p. 181.

113. *Ídem*, p. 187.

114. *Ídem*, pp. 148-49

«El sujeto está satisfecho (o es adulado), las voces le hacen compañía, en el peor de los casos, es fastidiado con experiencias de las que él es el centro, pero que no son hechas para perjudicarlo»[115].

Y con respecto a otro alucinado, precisó: «Un hombre bastante culto, dibujante, empleado en una compañía de ferrocarriles, escuchaba arriba y a la derecha a interlocutores amables; les escuchaba sonriendo, sin responderles. «Esas voces me hablan de usted, señor doctor, me hacen elogiarlo. *Me son agradables, me hacen compañía*»[116].

Hoy día, después de Freud, es fácil caer en la cuenta de que las alucinaciones verbales se relacionan con aspectos personales íntimos y molestos, de esos que no sólo le sacarían a uno los colores, sino de los que dan de lleno en la línea de flotación, como es el caso de los insultos y las injurias. Se tiende a suponer también que esos agravios dichos por otro son, en realidad, ultrajes que uno mismo se dirige por boca de otro. Esta interpretación del hecho alucinatorio se asienta en una teoría general según la cual, en primer lugar, la locura es ante todo una protección, y, en segundo lugar, sus síntomas son la expresión del fracaso de esa defensa esencial. El desarrollo de esta teoría introdujo un punto de vista completamente nuevo en el análisis del *pathos* y dotó, por fin, de una explicación coherente a las brillantes descripciones de los más señeros psicopatólogos.

Es difícil recomponer las pesquisas que Freud siguió para establecer su teoría. Sin embargo, da la impresión de que las palabras hirientes desempeñaron en su cavilación un papel esencial, de ahí que se observe una correlación especular

---

115. CLÉRAMBAULT, G. G. de: «Automatisme mental et scission du moi» [1920], *Œuvre Psychiatrique, op. cit.*, p. 446.

116. CLÉRAMBAULT, G. G. de: «Première conception d'un automatisme mental générateur de délire. Intervention» [1909], *Œuvre Psychiatrique, op. cit.*, p. 456.

entre sus consideraciones sobre la injuria alucinatoria y el autorreproche melancólico. En nuestra opinión, de la injuria alucinatoria deduce el mecanismo genuino de la psicosis (*Verwerfung*, forclusión o rechazo radical) y del reproche melancólico colige la esencia narcisista de esta afección y la imposibilidad de deshacerse del objeto perdido, con lo cual los autorreproches son, en realidad, acusaciones veladas.

Conforme a lo que se acaba de apuntar, cualquier interpretación de la alucinación verbal debería establecerse a partir del insulto y la injuria[117]. La profusión de tan lacerantes palabras en los estadios germinales de la locura xenopática y la paranoia es proporcional a la importancia que atesoran. Pero no se trata sólo de un mero aspecto cuantitativo. En realidad, son muy pocas las experiencias que testimonian un dolor tan intenso y rebosante de ultraje, experiencias en las que el loco se halla a la intemperie, desprotegido y en carne viva. Tanto es así que, a propósito de las injurias que sonaban claramente es sus «oídos espirituales», Schreber anotó: «son tan groseras que me resisto a confiarlas al papel»[118].

Cuando Freud analizó las alucinaciones de una de sus primeras pacientes paranoicas, la Sra. P., enseguida advirtió el fastidio que le ocasionaban las voces: «Cada uno de sus movimientos y acciones eran comentados, a veces oía amenazas y reproches. Todos estos síntomas la hostigaban [...]»[119]. No cabe duda de que la teoría de las alucinaciones

---

117. No distingo en esta ocasión insulto de injuria, aunque podría hacerse, como propone Damien GUYONNET, «L'injure dans la psychose», *Recherches en psychanalyse* 2/2011, n.º 12, pp. 188-195 (p. 189).

118. SCHREBER, D. P.: *Sucesos memorables de un enfermo de los nervios*, Madrid, AEN, 2003, p. 237.

119. FREUD, S.: «Nuevas puntualizaciones sobre las neuropsicosis de defensa» [1896], en *Sigmund Freud. Obras Completas*, Buenos Aires, Amorrortu editores, vol. III, 1976, p. 176.

de Freud deja mucho que desear, tanto más cuanto que las asimila a los mecanismos oníricos. Así y todo, sienta las bases de la defensa psicótica por antonomasia (forclusión) y pone de relieve que el fracaso de la defensa se experimenta en lo real: «[en algunas ocasiones sucede que] la defensa termina en un total fracaso y el reproche originario, el vituperio que uno se quería ahorrar, regresa en su forma inalterada»[120].

Se pueden emplear muchas más palabras, pero en apenas dos líneas el fenómeno alucinatorio se revela con nitidez y muestra, en su simplicidad, lo genuino de la locura: los insultos que el alucinado *oye* son lo más verdadero de su ser; su locura radica en no poder experimentarlos de otro modo que no sea a través de alguien al que considera extraño; su psicosis se edifica sobre el agujero de la protección simbólica e imaginaria, el desgarrón de esa tupida red de lenguaje e imágenes que sirve de parapeto frente a los envites de lo siniestro, de lo irrepresentable.

En el fondo, el insulto y la injuria alucinados muestran la presencia del significante en lo real y la opaca y densa atmósfera de goce que asfixia al sujeto[121]. «Puta», «maricón», «marrana» y otras palabras de esta calaña apuntan al ser de goce del sujeto, cuya locura ha desbaratado el eslabonamiento de los significantes que ahora se vuelven contra él, amenazantes e intimidadores. Esta perspectiva, introducida por Freud y desarrollada en todos sus extremos por Lacan, finiquita definitivamente aquella rancia concepción que subyacía en muchas observaciones médico-filosóficas según las cuales el alucinado experimentaba la alucinación como el enfermo

---

120. *Ídem*, p. 182.

121. En su escrito «Joyce le Symptôme», hablando sobre el goce del síntoma, Lacan precisa «Goce opaco de excluir el sentido» (LACAN, J.: «Joyce le Symptôme», en *Autres écrits*, París, Éditions du Seuil, 2001, p. 570).

infeccioso padece la fiebre, es decir, como una dolencia que le llega de no se sabe dónde y lo coge desprevenido. Pero el alucinado y la alucinación no son términos independientes, conforme a lo que se daba a entender en aquellos ejemplos en que Dios hablaba al loco, al que se describía únicamente como sujeto pasivo y mero receptor. De acuerdo con las descripciones de Séglas, el alucinado *creaba* sus propias alucinaciones; era él quien pronunciaba las palabras que decía oír. Como habría de enfatizar Lacan años después, «la pequeña revolución séglasiana está lejos de haber aportado la clave del enigma»[122]. A los matices semiológicos y al análisis de los fenómenos que aportó el alienista francés, Freud le añadiría la intención del sujeto, esto es, la puesta en marcha de una defensa radical con la que se pretende soportar lo insoportable, acción que pone de relieve el papel activo del alucinado en eso que lo asedia, le habla y le injuria.

6. *El automatismo mental generalizado*

De ser cierto lo que se plantea, el hombre hablado encarnaría al sujeto de las postrimerías de la Modernidad. Mientras su expresión más dramática y patológica se sustancia en la locura xenopática, la más habitual se traduce en la división subjetiva, característica genuina de la condición humana. Desde este punto de vista, un fino hilo recorrería sin quiebras las experiencias características de la locura hasta internarse en las habituales del sujeto corriente. Aunque no sea más que mero afán especulativo, analizar los fenómenos psicopatológicos desde la

---

122. Al respecto, véanse los comentarios de Lacan vertidos en el tercer epígrafe de la clase II (23 de noviembre de 1955), dedicados a «Séglas y la alucinación psicomotriz» (J. LACAN, *El Seminario de Jacques Lacan. Libro 3: Las psicosis*, Barcelona-Buenos Aires, Paidós, 1981).

óptica de la continuidad y la discontinuidad, aplicando ambas coordenadas a la vez, es tarea que enriquece el conocimiento de la condición humana. En el caso que nos ocupa del hombre hablado, este doble enfoque nos llevaría a situar la xenopatía del lenguaje como un pilar fundamental de la constitución del sujeto, con lo cual podríamos plantear que todo el mundo es xenópata, aunque, desde la perspectiva de la psicología patológica, estemos obligados a distinguir el automatismo mental de otras experiencias parecidas y trazar una línea virtual que lo separe de la normalidad o neurosis.

Que todo el mundo padezca de automatismo mental y sea xenópata, como decíamos, es una propuesta que se discutió tiempo atrás y se ha revitalizado con Lacan, el más eminente de cuantos analizaron estos hechos. «No hay nada más natural que el automatismo mental», enfatizó Lacan en el Seminario de 1976-77, haciendo de la «invención» de Clérambault una experiencia extensible al común de los mortales[123]. Quizás la importancia de la hipótesis del automatismo mental generalizado consista en afianzar la esencia lingüística de la condición humana y en concebir una locura originaria de la que algunos, mediante defensas exitosas, consiguen librarse.

Con el fin de dotar de algunos argumentos a esta propuesta sobre el automatismo mental generalizado, se examinará el problema desde la doble perspectiva psicopatológica de la discontinuidad y la continuidad. Comenzaremos nuestra indagación por la primera, la más extendida entre los estudiosos del *pathos*. Se trata, desde este punto de vista, de aislar los fenómenos específicos del automatismo mental y oponerlos a otros de apariencia similar pero de diferente entidad. De resultas de este

---

123. LACAN, J.: «L'insuccès de l'une bévue. Leçon du 17/5/1977», *Ornicar?*, 1979, 17-18, p. 23.

análisis se establecen categorías y tipos alejados unos de otros, con lo que la separación entre lo normal y lo patológico se amplifica, y con ello se aparta al cuerdo del loco. El énfasis puesto en las diferencias permite precisar distintas taxonomías, siempre arbitrarias aunque muchas veces sólidas en su configuración y útiles para la terapéutica. Como es natural, este tipo de análisis multiplica sus dificultades cuando se adentra en la discriminación de ciertos fenómenos alejados del extremo más patológico, fenómenos de por sí sutiles y difuminados, cuya raigambre última resulta a menudo oscura.

Ante este tipo de manifestaciones elementales, el psicopatólogo no puede echar mano de la potente lente de la semiología clínica, pues su luz no penetra en tales oquedades; a consecuencia de esa limitación, los relieves que ofrece se vuelven confusos. Las meditaciones de Clérambault ilustran a la perfección este aspecto. Reconocía el maestro de la Enfermería especial que existen algunos fenómenos intrusivos y parásitos propios del pensamiento normal, fenómenos que también se observan con claridad en el automatismo mental. Todo el asunto consiste en saber diferenciarlos. Con respecto a esta cuestión, propuso:

Hay varios que figuran, al menos en forma reducida y excepcionalmente, en el juego del pensamiento normal y subnormal. Son, por una parte, el devanado mudo de los recuerdos, las semejanzas, falsos reconocimientos y extrañezas, las sustituciones de pensamiento e ideorreas; por otra parte, las desapariciones de pensamientos, olvidos, interrupciones y vacíos del pensamiento, las esperas, dudas, perplejidades, aprosexias. Es preciso añadir los juegos parcelares. Todos esos fenómenos son frecuentes en estados de fatiga legítima, de insomnio y de neurastenia, muy frecuentes (salvo, como es natural, la aprosexia y la duda) en los estados hipnagógicos y en las intoxicaciones. [...] En el Automatismo Mental, el conjunto de esos fenómenos se convierte en norma: son erigidos en sistema[124].

Como se puede observar, la primera respuesta del psicopatólogo se basa en una consideración de conjunto. En ella el cariz patológico viene determinado por la presencia simultánea de múltiples fenómenos, de los que se sospecha inicialmente un componente enfermizo. A la vez que se lleva a cabo este tipo de análisis sumatorio, el conocedor de la psicología patológica ensaya otra respuesta, para la cual enfoca su lente hacia un único fenómeno elemental, del que escudriña todos sus pormenores. En este quehacer, como decía, el auxilio de la semiología desaparece. Sucede entonces que cuanto más se avanza en el análisis, menos consistentes se vuelven el apoyo en la objetividad y la referencia del *thesaurus semeioticus*. Al llegar a ese punto ya no hay marcha atrás. De avanzar con paso firme por tan incierto territorio, la única guía segura se halla en la repercusión que esas experiencias tienen en el sujeto. En relación con este aspecto, la indagación de Clérambault puede servir también de ilustración. Al hilo de los comentarios sobre una paciente, observó: «Los pensamientos adventicios de la enferma probablemente no sean distintos a aquellos que, en el sujeto normal, serían reprimidos (*refoulées*); llaman la atención porque se imponen»[125].

De acuerdo con lo expuesto, lo genuino del automatismo mental —o de cualquier alteración psíquica— no radica en lo primero que se nos aparece, es decir, la *textura* del

---

124. CLÉRAMBAULT, G. G. de: «Les psychoses hallucinatoires chroniques. Analyse. Pathogénie» [1924], *Œuvre Psychiatrique, op. cit.*, pp. 509-510.

125. *Ídem*, p. 508.

fenómeno (semiología clínica), sino en el *impacto* o tipo de experiencia que afecta al sujeto y en el significado que le atribuye. De ahí que haya que darle la razón a Nodet cuando, terciando sobre estas cuestiones, afirmó: «lo patológico no es el automatismo, sino el significado que el sujeto le asigna»[126].

Otra interpretación de estos hechos se funda en el enfoque continuista. Según este parecer, los fenómenos de automatismo podrían presentarse en cualquier sujeto, con lo cual más que establecer contrastes, se trataría de acentuar las semejanzas. De este modo, el cuerdo y el loco se emparentan puesto que comparten ciertas experiencias, cuyas diferencias vendrían dadas por la significación, la intensidad y la duración. Mientras el punto de vista discontinuo admitirá de buen grado la oposición entre cordura (neurosis) y locura, el continuo preferirá borrarla. El primero optará por adagios que resalten lo particular (*algunos* son psicóticos y *otros* neuróticos) y máximas disyuntivas (cuerdo *o* loco); el segundo se inclinará por sentencias universales (*todos* locos; de locos y cuerdos *todos* tenemos un poco).

Estos dos enfoques del *pathos* se articulan hasta conformar una cinta de Möbius, o al menos así debería de ser. Sin embargo, en materia de psicología patológica existe entre ellos una diferencia sustancial. El modelo discontinuo tiende a concebir las alteraciones como desórdenes que sobrevienen a lo largo del desarrollo, lo que supone que el sujeto partiría de un cierto orden para llegar, en algunos casos, al caos; en cambio, el modelo continuista suele promocionar una visión contraria según la cual se partiría del caos y, mediante defensas efectivas, se llegaría a cierto orden o estabilidad. Según lo dicho, el primer modelo se interrogaría acerca

---

126. NODET, Ch.-H.: *Le Groupe des psychoses hallucinatoires chroniques: Essai nosographique. Préface du professeur Henri Claude*, París, Doin, 1938, p. 97.

de por qué enloquecemos, con lo cual se atribuye a la crisis o desencadenamiento una importancia fundamental para conocer la quintaesencia de la locura; en cambio, en el segundo modelo la interrogación incidiría en por qué no estamos todos locos, de ahí que se interese más por la terapéutica que por la patología.

Estas observaciones vienen como anillo al dedo para darse cuenta de que los modelos que privilegian la discontinuidad se han centrado en la descripción de síndromes o categorías, como el automatismo mental, desligados del sustrato habitual de la condición humana. Por el contrario, las interpretaciones continuistas allanan el camino entre lo normal y lo patológico, de manera que favorecen visiones similares a la del automatismo mental generalizado, sugerente hipótesis cuyo punto más flojo se sitúa en la falta de separaciones. Por todo ello resulta imprescindible aplicar a la vez esas dos plantillas, únicos miradores desde los que analizamos e interpretamos el *pathos*[127].

Es posible que la ambigüedad semántica del término «automatismo» haya favorecido, en el estudio de este ámbito, la coexistencia del doble enfoque que acaba de mencionarse. Como ya se señaló, del automatismo psicológico se venía hablando desde mediados del siglo XIX para referir la presencia habitual de fenómenos automáticos en el discurrir del pensamiento, proceso que posteriormente Pierre Janet consideró una actividad mental espontánea e inferior de la consciencia según la cual emergían determinadas asociaciones preorganizadas. Aunque no tiene nada que ver el carácter endofásico de este tipo de experiencia con la xenopatía genuina del automatismo mental de Clérambault, la sola presencia del término «automatismo» propició esa doble

---

127. Véase, en esta obra, el estudio «Sustancia y fronteras de la enfermedad mental», en el que se aportan argumentos para la posible articulación de los puntos de vista continuo y discontinuo.

perspectiva de análisis, con lo cual se ha mantenido cierta conexión entre los automatismos que sobrevienen en la cogitación de cualquier persona y los fenómenos intrusivos de la xenopatía alucinatoria.

«Palabra interior», «imágenes auditivas», se les llamara del modo que fuera, los automatismos psicológicos se consideraban manifestaciones normales y habituales. El interés que suscitaron hace un siglo no se limitaba al estrecho perímetro de la psicología académica. De hecho, fueron los artistas, en especial los surrealistas, quienes más se prendaron de este asunto, en el que vieron una fuente irrenunciable de creación[128]. Basándose en la experiencia de la escritura automática, André Breton, en el *Primer manifiesto*, definió al surrealismo apoyándose en la referencia del automatismo: «*Surrealismo*: s.m. Automatismo psíquico puro por cuyo medio se intenta expresar tanto verbalmente como por escrito o de cualquier otro modo el funcionamiento real del pensamiento. Dictado del pensamiento, con exclusión de todo control ejercido por la razón y al margen de cualquier preocupación estética o moral»[129].

Interesado por estos fenómenos, el psicólogo y médico George Dumas, se había tomado a sí mismo como objeto de estudio y había comprobado «el carácter automático» con que se le presentaban unas sesenta frases, las cuales poseían un «carácter verbal» y no guardaban relación con los pensamientos del momento. Dumas dejó claro que no se trataba de alucinaciones psíquicas («porque no tengo la impresión de que sean impuestas», precisó), sino

128. De especial interés para conocer de cerca la relaciones entre el surrealismo y las doctrinas psicológicas y psicopatológicas es el escrito de Alain CHEVRIER, «André Breton et les sources psychiatriques du surréalisme», *Mélusine*, 2007, n.º 27, pp. 53-76, y 2009, n.º 29, pp. 277-288.

129. BRETON, A.: *Manifiestos del surrealismo*, Buenos Aires, Argonauta, 2001, p. 44.

de «fenómenos de automatismo mental espontáneo», a los que denominó «pensamientos vagabundos»[130].

Como puede verse, la perspectiva discontinua pone en primer plano relación entre la locura y el lenguaje, relación que el automatismo mental de hace patente; incluso invita a pensar la locura como la consecuencia de una alteración del lenguaje —conforme a la sugerencia de Chaslin[131]— y enmarca —según señaló Séglas— las alucinaciones verbales dentro del terreno de «la patología del lenguaje interior»[132]. Por el contrario, si apuramos la visión continuista se hará evidente que esa relación se ampliará hasta abarcar al ser y al lenguaje. Con ello se resalta el papel esencial que desempeña el lenguaje en la condición humana, aspecto que se pone de relieve en las experiencias de la escritura automática y la introspección de Dumas.

Lo cierto es que se llega al mismo destino tanto si se sigue la pesquisa de la gran patología mental como la de las ocurrencias del sujeto normal. Cuando se llevan hasta el límite los enfoques continuo y discontinuo, da la impresión de que el lenguaje se impone y de que el sujeto es un extranjero de sí mismo, un verdadero xenópata, un hombre hablado. Bajo la lámpara de este tipo de análisis, observamos un individuo que se experimenta «atravesado por mensajes en ráfagas, por un lenguaje que habla solo»[133].

---

130. Véase sobre todo el capítulo II («L'Automatisme, les hallucinations») de G. DUMAS, *Le surnaturel et les dieux d'après les maladies mentales (Essai de théogénie pathologique)*, París, P.U.F., 1946.

131. *Cf.* Philippe CHASLIN, *Éléments de sémiologie et cliniques mentales*, París, Asselin y Houzeau, 1912 [ed. española: *Elementos de semiología y clínica mentales*, 2 vols., Buenos Aires, Polemos, 2010; la descripción y comentarios sobre la locura discordante verbal puede leerse en el vol. 2, p. 972 y ss.].

132. *Cf.* J. SÉGLAS, «Las alucinaciones y el lenguaje», *Rev. Asoc. Esp. Neuropsiq.*, 1998 [1934], vol. XVIII, n.º 68, pp. 673-677.

133. MILLER, J.-A.: «Enseñanzas de la presentación de enfermos» [1977], en J.-A. MILLER *et al.*, *Los inclasificables de la clínica psicoanalítica*, Buenos Aires, Paidós, 1999, p. 425.

Desde este punto de vista, la pregunta tradicional sobre qué es un loco da paso a «cómo se puede no ser loco», cuestión que con acierto formula J.-A. Miller al hilo de sus averiguaciones sobre el automatismo mental[134]. De manera que la hipótesis del automatismo mental generalizado está bien fundamentada en la medida en que a *todos* se nos impone el lenguaje, aunque sólo *algunos* se enferman de xenopatía. Y de quienes se enferman de xenopatía o del síndrome de automatismo mental sería más apropiado decir que continúan siendo aquellos xenópatas originarios a los que el orden simbólico no protegió debidamente del caos inicial.

El hombre hablado, cuyo prototipo es Schreber, constituye la representación más patética de la desposesión de la identidad. Él no habla, ni se mueve ni siente; es hablado, movido y lo que siente se le impone. En el interior de su propia identidad es Otro el que habla[135]. En él lo íntimo es *éxtimo*, lo propio, ajeno, y lo interno, externo. Porque Otro habita en el núcleo más intrínseco a la identidad consigo mismo, de ahí que experimente su pensamiento como un mero eco y sus palabras se conviertan en voces increpantes. Quintaesencia de la xenopatía, la injuria revela su ser de goce y el eco muestra la radical soledad y desconexión de los otros.

Hoy día, en la escena del teatro de la locura, da la impresión de que el hombre hablado comparte protagonismo con el hombre hueco. Se trata del psitacista, ese hombre loro que habla como los demás, pero no dice nada propio porque nada propio tiene. La alucinación verbal del xenópata da paso, en el psitacista, al murmullo. Su precariedad

---

134. *Ibídem*.

135. *Cf.* J.-A. MILLER, *Elucidación de Lacan: charlas brasileñas*, Buenos Aires, Ed. EOL-Paidós, 1998, p. 174. Véase asimismo, Jacques-Alain MILLER, *Extimidad*, Buenos Aires, Paidós, 2010, p. 29.

simbólica se pone de relieve en la pobreza de su discurso, tomado de los otros por mímesis. Con cuatro palabras desgastadas y ambiguas puede hablar durante horas y no decir nada. Carente de pasión y desvitalizado, este hombre hueco fracasó en la invención de una novela familiar — como decía Freud— en la que alojarse al calor del deseo del Otro. Va y viene de aquí para allá, errático, a menudo solo, sin otra razón que seguir la estela de los de al lado. No tiene ninguna guía para conducirse por la vida. Y cuando se ve abocado a enfrentarse con un compromiso de los verdaderamente humanos, de poco le sirve echar mano de las identificaciones con los otros, y es ahí cuando suele desequilibrarse. Su locura es normal, discreta, desapasionada, de las que pasan desapercibidas salvo por la hipernormalidad que aparentan y el aburrimiento que despiertan. Más que un ventrílocuo, el hombre hueco es como un loro que repite lo que dicen los otros, en los que no cree y a los que considera ajenos. Mientras el xenópata soporta en sus entrañas al Otro del lenguaje, el psitacista vive sin el Otro y de ahí su oquedad tan característica[136].

Se necesita tiempo para escribir sobre la historia de la subjetividad del hombre de hoy, un tiempo necesario para averiguar cuál es su locura por excelencia. Si la línea argumental aquí desarrollada no incurre en desatino, averiguar ese tipo de locura nos pondrá en la buena pista que habrá de conducirnos hasta el corazón del sujeto contemporáneo, proceso homólogo al que desempeñó el automatismo mental en la caracterización del sujeto del final de la Modernidad.

---

136. En lo que se refiere a Joyce, J.-A. Miller, en *El* ultimísimo *Lacan*, observó que Lacan nos presenta la paradoja de «un sujeto sin Otro, un sujeto que habla para sí y en el que todo lo que atañe al Otro es sospechoso de no ser más que *fabricación*» (MILLER, J.-A.: *El* ultimísimo *Lacan*, Buenos Aires, Paidós, 2013, p. 76).

Sustancia y fronteras de la enfermedad mental[137]

Paradigmas / Enfermedades mentales / Continuo y discontinuo / Artificios / Ejes

La locura escapa por definición al entendimiento humano y se resiste a entregarnos sus secretos. Los puntos de vista desde los que se la ha estudiado son distintos, incluso contrarios. A partir de esos enfoques se construyeron los grandes modelos o paradigmas, entre ellos la alienación, la enfermedad mental, la estructura clínica, el síndrome, la dimensión o el espectro. Pero cualesquiera que sean los patrones elaborados, en el fondo siempre podrán reducirse a un par de cuestiones decisivas: la sustancia y las fronteras de la enfermedad mental.

Respecto a la sustancia, esencia o naturaleza de la enfermedad mental, la elección que se plantea no atañe a su etiología, que unos consideran física, otros psíquica, familiar o social; incumbe más bien a una opción epistemológica, a un pronunciamiento sobre si

---

137. Publicado inicialmente en M. DESVIAT y A. MORENO (Eds.), *Acciones de salud mental en la comunidad,* Madrid, AEN, 2012, pp. 137-150 (Revisado y actualizado).

la enfermedad mental es una construcción discursiva o un hecho de la naturaleza. Con relación a los límites y fronteras se abren a su vez dos interrogantes a menudo conjugados, a veces incluso sobrepuestos: en primer lugar, las relaciones entre lo uno y lo múltiple; en segundo lugar, la articulación o la contraposición entre lo continuo y lo discontinuo.

En torno a estas dos grandes cuestiones se erigen las corrientes esenciales de la psicopatología: la psicología patológica, liderada hoy día por el psicoanálisis, y la patología de lo psíquico[138], cuyo amplio predicamento actual contrasta con la poquedad de sus teorías. Estos puntos de vista antagónicos se renuevan permanentemente, pero siguen una lógica discursiva que avanza mediante una repetición constante y un movimiento pendular.

Advertidos de este movimiento periódico y connatural a nuestra disciplina, la propuesta que aquí realizamos favorece la articulación entre ambos polos, lo que se traduce en la búsqueda de lo discontinuo en lo continuo, y viceversa; búsqueda que se amplía a lo que de normal tiene el loco y lo que de loco tiene el cuerdo. De este modo la clínica adquiere un movimiento dialéctico que parte del diagnóstico estructural y de las diferencias respecto a las formas patológicas vecinas, pero de inmediato se interesa por lo singular de ese sujeto, por lo que tiene de normal y comparte con el resto de congéneres. Por tanto, las relaciones entre lo uno y lo múltiple, lo continuo y lo discontinuo, se proponen aquí como pasos complementarios en el quehacer clínico.

---

138. Acomodamos a nuestro gusto los términos «psicología patológica» y «patología de lo psíquico», debidos a Eugène MINKOWSKI (*Traité de Psychopathologie*, Institut Synthélabo, Le Plessis-Robinson, 1999 [1966], pp. 64-66).

1. Paradigmas

Si para introducir el problema nos ocupamos en primer lugar de una obra muy práctica, el *Ensayo sobre los paradigmas de la psiquiatría moderna*[139], de Lantéri-Laura, debemos aceptar con él cuatro paradigmas principales en la evolución de las teorías psiquiátricas: el del alienismo, el propio de la enfermedad mental, el que responde a las estructuras psicopatológicas y el que, con muchas dudas, enuncia como de los síndromes. Al margen de que la periodización pueda parecer muy esquemática, nos atrevemos a contribuir con un escalón más y añadimos, en la misma línea, lo que a tenor de las propuestas recientes podríamos denominar paradigma de las dimensiones o de los espectros, entendidos como expresión más cabal y acertada del modelo psicopatológico actual. De este modo intentamos completar por nuestra cuenta la secuencia del historiador sin alterar su lógica.

El periodo de la «alienación mental», con el que el autor inicia su disección de la psiquiatría moderna, se extiende desde el final del Siglo de las Luces hasta 1854, momento en que J.-P. Falret publica el artículo *De la non-existence de la monomanie* y traza una línea de demarcación epistemológica muy nítida[140]. Con su célebre trabajo, Falret apuesta a favor de circunscribir toda la psicopatología en torno a enfermedades cerradas e

---

139. George LANTÉRI-LAURA, *Ensayo sobre los paradigmas de la psiquiatría moderna*, Madrid, Triacastela, 2000. Para conplementar esta monografía, véase asimismo el artículo posterior «Évolution du champ de la psychiatrie moderne: frontières et contenu», *L'évolution psychiatrique*, 2003, n.º 68, pp. 27–38.

140. *Cf.* Jean-Pierre FALRET, «De la non-existence de la monomanie» [1854], en *Des maladies mentales et des asiles d'aliénés*, París, Baillière, 1864, pp. 431-432 [ed. española: «Sobre la no existencia de la monomanía», *Rev, Asoc. Esp. Neuropsiq.*, 1996, vol. XV, n.º 59, pp. 489-495].

irreductibles entre sí, suficientemente identificables como para permitir el alojamiento progresivo de la psiquiatría en la medicina. Hasta entonces, el alienismo reducía la locura a una única enfermedad dotada de aspectos diferentes. Los alienados no eran más que aquellos enfermos, todos ellos parecidos y afectos de un mal común, que habían sido separados de la masa general de los insensatos y puestos en manos de los médicos. Pero, a partir de ese momento, la pluralidad radical de las enfermedades adquiere un dominio ostensible. Además de perder la referencia moral que acompañaba anteriormente a la génesis física, asunto relevante desde la perspectiva actual, el nuevo paradigma opone la multiplicidad a la singularidad precedente del alienismo y exige, en lo sucesivo, no sólo un diagnóstico positivo sino también uno diferencial del resto de las enfermedades con las que debe evitar confundirse.

Más confuso que los anteriores, el tercer paradigma está fechado, dentro de este intento de periodización tan puntilloso, en 1926, año en que Eugen Bleuler propone sus ideas acerca del grupo de las esquizofrenias[141]. A partir de ese movimiento de concentración se recupera una visión unitaria, aunque ahora estructural[142], que reduce las inevitables subdivisiones e impide que cada autor bautice a su guisa no se sabe cuántas enfermedades. Con este gesto,

---

141. *Cf.* Eugen BLEULER, «La schizophrénie», *Rapport de psychiatrie au Congrès des médecins aliénistes et neurologistes de France et des pays de langue française, XXX session*, 2-7 agosto, París, Masson, 1926, pp. 2-23 [ed. española: «La esquizofrenia», *Rev. Asoc. Esp. Neuropsiq.*, 1996, vol. XVI, n.º 60, pp. 664-676].

142. Como se verá más abajo, el uso que Lantéri-Laura hace del término «estructura» difiere ampliamente del que se le da en psicoanálisis, mucho más extendido gracias a la orientación lacaniana. Para Lantéri-Laura, la síntesis del órgano-dinamismo de Henri Ey constituye un ejemplo particularmente elaborado del punto de vista estructural. Por esa razón, para evitar equívocos, al tratar de la perspectiva psicoanalítica hablaremos de «estructuras clínicas freudianas» o «estructuras freudianas».

además, se inaugura el balanceo entre lo uno y lo múltiple que no ha cesado de invadir el discurso de la psiquiatría desde sus orígenes, aunque la nueva unidad ya no es tan amplia como la de la alienación sino que está constituida por distintas agrupaciones. El modelo, por otra parte, recibe el decisivo empujón del psicoanálisis, que logra uno de sus mayores logros diagnósticos separando las estructuras neuróticas y psicóticas como mejor modo de reunir y distinguir los distintos padecimientos psíquicos.

Pues bien, a juicio de nuestro autor, a ese periodo de estructuras clínicas se le podría asignar una fecha de finalización en otoño de 1977, cuando la psiquiatría mundial pierde a Henri Ey, «ese maestro, liberal y autoritario a la vez, de muchos de nosotros»[143]. Desde el momento en que muere su maestro, la estricta periodización que Lantéri-Laura postula extravía la línea de reflexión anterior y se reconoce en dificultades para definir el modelo siguiente. Se pregunta, incluso, si proponer un cuarto paradigma puede ser una empresa razonable o no. «A decir verdad —escribe—, nada sabemos de lo que podría llegar a ser el paradigma de la psiquiatría después del último cuarto de nuestro siglo XX»[144].

Pese a sus manifiestas dudas, acabó por hacerlo, y formuló con titubeos crecientes el que llama paradigma de los síndromes. Síndromes que, en referencia ya al modelo dominante del DSM, considera que no remiten más que a sí mismos, sin otra referencia superior, y que, pese a la falta de teoría que la tiránica clasificación propugna, no hace más que seguir en el fondo la línea abierta por la antigua concepción de Jaspers. En cualquier caso, con este relieve sindrómico hemos regresado a la multiplicación

143. LANTÉRI-LAURA, G.: *Ensayo sobre los paradigmas de la psiquiatría moderna, op. cit.*, p. 68.
144. *Ídem*, p. 270.

de las especies, abandonando los firmes encorsetamientos estructurales. De nuevo importa más la especialización de los trastornos que atender a su género estructural. La multiplicación vuelve a desplazar a la unidad.

Por último, sin apartarnos a nuestro juicio de la lógica del autor, cabe completar su recorrido con un quinto paradigma, aún poco consolidado, que se va imponiendo paso a paso y que identificamos como el de los espectros o las dimensiones. Un paradigma aún naciente en cuyo debate estamos inmersos a lo largo de este primer cuarto de siglo.

Ahora bien, antes de proseguir nuestra reflexión, es oportuno destacar que el intento de establecer discontinuidades históricas, sobre todo cuando los años transcurridos no son muchos y se intentan localizar con excesiva precisión temporal, puede deformar la visión y traicionar la memoria. Es posible que los tiempos no cambien tan deprisa como se nos muestra, salvo en su superficie y apariencia formal. Quizá el legado antiguo permanezca en el fondo tan activo como de costumbre, sobre todo en lo que atañe a la sustancia y fronteras de la enfermedad mental. La compulsión repetitiva del pretérito nos sacude. Si algo reina en nuestro desconcierto actual, en la indefinición del paradigma que ahora intentamos corregir, es el repiqueteo constante que ejerce sobre nosotros la tradición. En las fórmulas teóricas que guían nuestra valoración de los hechos clínicos y que rigen en las discusiones del presente, lo más llamativo es la emergencia convulsa y confusa de los protagonistas del pasado: la alienación, la enfermedad, la estructura y los síndromes. Esto es, la locura de la Antigüedad preilustrada, decantada en alienación por el filtro de la naciente psiquiatría, la enfermedad que inaugura la especialidad, la estructura con que Freud irrumpe en los debates precedentes, y el síndrome que blande con éxito el DSM. Los cuatro definen los perfiles y las fronteras de los criterios dimensionales que últimamente se nos proponen.

En el fondo, y sin decirlo, la dimensión de las psicosis que nos anuncia la psiquiatría oficial no es más que un nuevo rostro de las concepciones del pasado, por lo que conserva gran parte de los ingredientes antiguos, de los que le resulta imposible desprenderse pero con los que no quiere dialogar. A la postre, todo lo que nos propone no es más que la integración de la continuidad propia de alienación en el seno de la enfermedad, entendida esta en su forma más o menos sindrómica o estructural, pero desprovisto de aquella exquisita comunicación entre lo racional y lo irracional que la caracterizaba. La dimensión mantiene el concepto de enfermedad pero dotándola de las propiedades de la estructura, aunque lo haga de una estructura que se ensancha elásticamente sin ánimo de precisar sus límites, como si recuperara parte del espíritu de la alienación. Aunque de lo que se trata, en rigor, es de mantener a toda costa los principios biológicos y conductuales del modelo positivista de la enfermedad para conquistar nuevos territorios.

2. Enfermedades mentales

Rígidos en su conjunto y bastante confusos en lo relativo a las estructuras y los síndromes, los paradigmas que acaban de apuntarse resaltan los progresivos puntos de vista con que la medicina mental ha descrito, organizado y teorizado el campo de la patología psíquica. De acuerdo con el modelo médico que les sirve de referencia, en especial el que desarrollara la Escuela de París, estos paradigmas se nutren del examen semiológico y clínico, la discusión acerca del diagnóstico positivo y diferencial, la evaluación del pronóstico y la propuesta terapéutica[145]. En el trasfondo de todos ellos palpita la discusión acerca de la enfermedad mental, su naturaleza, sustancia, formas y extensión. De ahí parten todas las reflexiones psicopatológicas de importancia. Tal es el centro en torno al cual gravitan los distintos paradigmas, modelos y teorías psicopatológicas.

Cualquier estudio del *pathos* que se precie, apenas inicia su andadura se ve comprometido a elegir entre distintas orientaciones doctrinales y a tomar partido por un modelo nosológico y terapéutico. De acuerdo con el andamiaje propio de la epistemología, el primer interrogante que sale al paso y obliga a decantarse se refiere a la sustancia de la enfermedad mental: ¿es un hecho de la naturaleza o una construcción discursiva? No caben aquí medias tintas, ni menos aún esconderse tras la molicie del eclecticismo.

A partir de esta elección forzosa, se pasará a formar parte de uno de los dos grandes modelos que tradicionalmente se disputan la primacía en nuestra especialidad: uno, de raigambre médica, antepone la enfermedad al enfermo; el otro, de filiación filosófica o psicológica, da preferencia al enfermo frente a la enfermedad. La historia de la clínica mental, analizada desde esta perspectiva, se nos figura como dos ramales que se entretejen, enroscan y caracolean sin llegar jamás a confundirse.

De varias maneras se han calificado estas posiciones doctrinales irreconciliables, aunque la más enfática de todas proviene del alemán y alcanzó notoriedad a principios de XIX: los *Psychiker* (psíquicos) *versus* los *Somatiker* (somáticos)[146]. A la hora de concebir y tratar la

145. *Cf.* George LANTÉRI-LAURA, «L'objet de la psychiatrie et l'objet de la psychanalyse», *L'évolution psychiatrique*, 2005, 70, pp. 31-45.

146. Una historia de la psiquiatría alemana, en la que se dibuja con precisión el debate en las tendencias psicológicas, médicas y mixtas, puede leerse en Ernst von FEUCHTERSLEBEN, *Lehrbuch der ärztlichen Seelenkunde: Als Skizze zu Vorträgen*, Viena, Carl Gerold, 1845; véase,

SUSTANCIA Y FRONTERAS DE LA ENFERMEDAD MENTAL

locura o la enfermedad psíquica, los primeros se nutren de explicaciones y remedios de contenido anímico o psicológico; todo lo contrario proponen los segundos, quienes circunscriben la etiología y la terapéutica a los dominios del organismo[147]. Esas posiciones rivales arraigan en la tradición y perduran a lo largo de la historia, como acertadamente anota Antoine Ritti al evocar un comentario de Lasègue. Este alienista francés, inspirándose en el Evangelio, expresaba con vehemencia el antagonismo de las dos escuelas médicas por antonomasia y tomaba claro partido por una de ellas: María, cogida a los pies del Señor, absorta y ajena al resto del mundo, representa la corriente psicológica; Marta, atenta al mundo real y hacendosa con las faenas domésticas, personifica la orientación médica[148].

Si la pregunta por la sustancia de la enfermedad mental afianza estas orientaciones opuestas, la que atañe a sus límites y fronteras las revoca y reorganiza. Tanto es así que algunos partidarios del organismo se hermanan con los del psiquismo, y viceversa. Además, como enseguida mostraremos, insignes promotores de la visión discontinua o estructural de la patología mental, a medida que maduraron en experiencia y saber la relativizaron en favor de la contraria, es decir, de la perspectiva continuista o elástica.

Hoy día apenas se discute acerca de la sustancia y naturaleza de la enfermedad mental, término que

en especial, el epígrafe quinto del capítulo segundo dedicado al «estado presente de la psiquiatría», pp. 67-75.

147. Las teorías y los métodos terapéuticos promocionados por estas dos corrientes pueden leerse con todo detalle en Emil KRAEPELIN, *Cien años de psiquiatría, Madrid*, AEN, 1999. Para contrarrestar la perspectiva de Kraepelin, puede leerse además la que ofrece Karl JASPERS, *Psicopatología General*, Buenos Aires, Beta, 1963; especialmente en el epígrafe 4 del Apéndice «Historia de la psicopatología como ciencia», pp. 954-971.

148. RITTI, A.: «Eloge du professeur Ch. Lasègue», *Annales Médico-psychologiques*, 1885, n.º 2, p. 117.

permanece agazapado tras el de «trastorno». Robert Spitzer, principal hacedor del DSM-III, mediante una destreza retórica envidiable, logra reforzar la creencia en las enfermedades mentales concebidas como hechos de la naturaleza. Aun careciendo del entusiasmo y la contundencia argumental que transmitieran las obras de Kurt Schneider, Paul Giraud o Henri Ey, esta ideología se ha extendido paulatinamente entre los especialistas, cada vez más ajenos a la reflexión psicopatológica.

Por eso se echa de menos, entre los partidarios del modelo biomédico, aquellos razonamientos sobre qué es la enfermedad mental y cuál es su naturaleza, «siempre orgánica en su etiología y siempre psíquica en su patogenia»[149], según propone Henri Ey; aquella «profesión de fe» que manifestaba Kurt Schneider respecto a la somatogénesis de la ciclotimia y la esquizofrenia[150]; o la sensatez y circunspección de Paul Guiraud cuando reconoce:

Desgraciadamente la psiquiatría no se ha beneficiado en las mismas proporciones que la medicina general de los descubrimientos hechos en el dominio de la etiología, de la anatomía y de la fisiología patológicas. Permanecemos confinados en el dominio de los síndromes clínicos sobre todo en la parte más importante y más interesante de la psiquiatría, a saber, el grupo de las psicosis maniaco-depresivas, de la hebefrenia y de los delirios. [...] Pues los psiquiatras clásicos, sobre todo Kraepelin y Bleuler,

149. EY, H.: «Étude N° 4. La position de la psychiatrie dans le cadre des sciences médicales (La notion de «maladie mentale»)», en *Études psychiatriques*, Vol. 1, Tomo 1, CREHEY, 2006, p. 77.
150. SCHNEIDER, K.: *Psicopatología clínica*, Madrid, Fundación Archivos de Neurobiología, 1997, p. 33.

trabajando sobre síndromes clínicos los han considerado sin razón como enfermedades verdaderas[151].

Mediante el recurso de desplazar y posponer el debate sobre el concepto de «enfermedad mental» se ha conseguido restarle importancia y dar a entender que nada tiene de problemático en sí mismo. Lo cierto es que al examinarlo de cerca, enseguida se revela la heterogeneidad de sus componentes y se divisa el angosto pero irreductible paso que media entre dos tierras, ese inevitable «hiato [*écart*] órgano-clínico» del que hablara Henri Ey[152]. Cómo es posible que los procesos cerebrales materiales se transformen en un pensamiento o en un deseo, se preguntaba Griesinger: «Este problema no tendrá jamás solución para el hombre; ¡y creo que, aunque un ángel bajase del cielo para explicarnos este misterio, nuestra sola inteligencia no sería capaz de asimilarlo!»[153] Este dilema insondable afianza el extremismo de las doctrinas explicativas, garantiza su permanencia y justifica en parte la indecisión etiológica, la indefinición de las formas evolutivas y la dificultad de establecer una jerarquía en las manifestaciones clínicas.

Todas estas complicaciones, analizadas desde la posición contraria, constituyen el resultado de un forzamiento epistemológico, esto es, de la trasposición al ámbito subjetivo de un modelo propio de las ciencias de la naturaleza. Desde este punto de vista, las enfermedades mentales son elaboraciones discursivas de los psicopatólogos

151. GUIRAUD, P.: *Psychiatrie Générale*, Le François, París, 1950, pp. 612-613 y 623.

152. EY, H.: «Étude N.º 26. Épilepsie», en *Études psychiatriques*, Vol. 2, Tomo 3, *op. cit.*, p. 633.

153. GRIESINGER, W.: *Die Pathologie und Therapie der psychischen Krankheiten* (4.ª ed.), Berlín, F. Wreden, 1871, p. 6.

sobre rasgos y manifestaciones poco comunes de los considerados enfermos, es decir, invenciones ideadas por el discurso científico sobre la locura en su sentido más tradicional y antropológico. Al contrario que el modelo biomédico, donde la enfermedad se concibe como una desgracia inevitable, el enfoque psicológico reprueba el determinismo orgánico y resalta la responsabilidad y decisión subjetivas. Esta corriente psicológica de la patología destaca el análisis de las experiencias singulares del trastornado y privilegia el determinismo inconsciente de los síntomas, su sentido y su causalidad psíquica, los mecanismos patogénicos específicos y la particular conformación clínica que el sujeto imprime a su malestar. Conforme a estos parámetros epistemológicos, esta orientación resulta inseparable de una psicología general que explique el funcionamiento subjetivo y las leyes que lo constituyen y rigen. Tocante a estos aspectos, Freud escribió: «[...] el psicoanálisis deja de ser una ciencia auxiliar de la psicopatología, y es más bien el esbozo de una ciencia del alma, nueva y más fundamental, que se vuelve indispensable también para entender lo normal»[154]. Al recelar de la realidad ontológica de las enfermedades mentales, el enfoque de corte nominalista e historicista favorece la reflexión psicopatológica en la medida en que implica al sujeto en la causa, el desarrollo y la curación de su trastorno. Además, por el hecho de no someterse a la rigidez consustancial al método científico-natural, un problema puede ser analizado desde varias perspectivas, como enseguida mostraremos a propósito de los límites de la locura.

---

154. FREUD, F.: «Presentación autobiográfica» [1925], en *Obras Completas*, vol. XX, Buenos Aires, Amorrortu editores, 1976, p. 44.

3. *Continuo y discontinuo*

La pregunta acerca de la sustancia de las enfermedades mentales suscita vivas controversias y divide a los contendientes en dos grandes corrientes, como también sucede con la relativa a sus fronteras y demarcaciones. A este respecto, la gran variedad de teorías existentes pueden reducirse asimismo a dos puntos de vista: la continuidad o la discontinuidad. Con estos términos acotamos las distintas posiciones doctrinales en función de si establecen o no límites entre la normalidad y la locura, es decir, si son partidarios de entidades nosológicas, estructuras clínicas o trastornos psíquicos, o bien si lo son de dimensiones, ejes transnosográficos o espectros[155].

Resulta llamativo que las dos corrientes enfrentadas a propósito de la sustancia y naturaleza de la enfermedad mental, al tomar partido sobre los límites, se reorganicen, y que algunos de sus partidarios cambien de posición. Kraepelin y Freud, los dos grandes pilares de la clínica mental, elaboraron respuestas muy distintas a la pregunta sobre la sustancia. Pero acercaron sus enfoques al tratar de las fronteras, aspecto en el que coincidían pese a ser tan divergentes sus concepciones nosológicas: el primero creía en la enfermedades mentales naturales e independientes, creencia que argumentaba sobre todo a partir de las formas terminales[156]; el segundo, en

---

155. Como señalábamos al principio, una variedad de esta pregunta incide sobre la relación entre lo uno y lo múltiple. Este matiz, que aquí sólo apuntamos, se aplica a aquellas concepciones que separan neurosis de psicosis o normalidad de alienación, aunque en el territorio de la psicosis o alienación no establecen fronteras rígidas. Ahí se pueden incluir la noción pineliana de *aliénation*, la *Einheitspsychose* de Griesinger o la visión que nosotros hemos desarrollado sobre los polos de la psicosis.

156. La nosología de Kraepelin abarcaba todo el campo de la psiquiatría. En su opinión, cada enfermedad tenía su causa, sintomatología, evolución y terminación específicas. Lamentablemente estas afirmaciones no se basaban

las estructuras clínicas, cuya conformación obedecía a procesos defensivos ejecutados por el sujeto.

Frente a esta opción partidaria de las categorías y la discontinuidad, llama la atención la cercanía de tratadistas provenientes de tradiciones distintas, como es el caso de Kretschmer y Melanie Klein. La descripción kretschmeriana del delirio de referencia resulta ejemplar de la visión del *continuum* psicopatológico, una continuidad gradual entre la neurosis y la psicosis, entre normalidad y locura, cuyo fundamento se asienta en la importancia concedida a los rasgos del carácter y las motivaciones personales[157]. La contribución de Kretschmer, como la de Genil-Perrin, Montassut y otros partidarios de constituciones patológicas, propende al *continuum*[158]. Muy distinta es la fundamentación que lleva a Melanie Klein a conclusiones similares, tanto que esta psicoanalista es pionera en concebir una forma de psicosis generalizada y originaria. Desde su punto de vista no habría organizaciones o estructuras psicopatológicas estables, sino «posiciones» por las que las personas transitan con relativa facilidad[159].

en comprobaciones y hallazgos demostrativos. Al contrario, a partir de 1896 justificó la existencia de las enfermedades en referencia a las condiciones de aparición, la evolución y la terminación. *Cf.* Emil KRAEPELIN, «Einleitung» [Introducción], *Psychiatrie. Ein Lehrbuch für Studierende und Ärzte* (5.ª ed.), Leipzig, J. A. Barth, 1896, pp. 1-11.

157. De hecho Ernst Kretschmer describe, dentro del delirio sentido de referencia, una «neurosis de referencia», en la que reúne «todos aquellos casos en los que el valor de realidad de las ideas referidas permanece por debajo del límite de lo psicológico» (KRETSCHMER, E.: *El delirio sensitivo de referencia*, Madrid, Triacastela, 2000, p. 249).

158. Véase Georges GENIL-PERRIN, *Les paranoïaques*, París, Maloine, 1926; Marcel MONTASSUT, *La constitution paranoïaque*, París, Commelin, 1924.

159. Tan evidente es la perspectiva continuista o elástica de Melanie Klein que, de acuerdo con su concepción, no podría hablarse con propiedad de una psicopatología psicoanalítica, pues la psicopatología es de por sí estática (favorable a las categorías) y el psicoanálisis, dinámico. Al respecto, véase

Como puede apreciarse, la cuestión de los límites, fronteras o litorales, renueva las posiciones adoptadas ante la primera pregunta por la sustancia de la enfermedad mental, de manera tal que los partidarios de la psicología patológica (psicoanálisis) se cruzan o coinciden con los defensores de la patología de lo psíquico (psiquiatría biológica).

Dos son los principios generales que ordenan la psicopatología de la discontinuidad: la jerarquía clínica y las diferencias semiológicas. Por principio jerárquico entendemos el ordenamiento basado en el grado de importancia que se atribuya a los signos, síntomas o a los mecanismos psíquicos. Quiere esto decir que quienes conciben el *pathos* separado por diversas fronteras, se trate de enfermedades mentales o de estructuras clínicas freudianas, establecen un escalonamiento de los síntomas o de los mecanismos que conforman la organización o estructura. Para ilustrar la graduación en el ámbito sintomático, baste mencionar la esquizofrenia de Bleuler (síntomas «fundamentales» *versus* síntomas «accesorios»), la locura maniaco-depresiva de Kraepelin (fuga de idea ideas, exaltación e hiperactividad *versus* bradipsiquia, depresión mental e inhibición), el automatismo mental de Clérambault (síndrome de pasividad inicial y triple automatismo mental tardío) o los síntomas de «primer rango» aislados por Kurt Schneider para afianzar su visión de la esquizofrenia.

También jerárquica es la concepción freudiana de la patología mental, cuyas categorías nosológicas derivan de mecanismos de defensa. «El criterio esencial según el cual es necesario circunscribir los síntomas [...] y las formas de

---

Jordi FREIXAS, *Psicopatologia psicoanalítica. El model Freud-Abraham*, Barcelona, Columna, 1997, p. 523 y ss.

enfermedad es el mecanismo», sintetizó Freud en 1914[160].

Esta psicología patológica concibe los trastornos psíquicos como organizaciones estables, las cuales cristalizan y se conforman en la infancia a consecuencia de la puesta en marcha por parte del sujeto de diversos mecanismos psíquicos inconscientes. Se trata, por tanto, de modos de enfermar característicos del hombre, modalidades que la clínica clásica describió y el psicoanálisis hizo más inteligibles. La imagen más clarificadora de la concepción estructural de Freud fue, seguramente, la que él mismo expuso en la conferencia XXXI de las *Nuevas lecciones introductorias al psicoanálisis* (1933): «Cuando arrojamos al suelo un cristal se rompe, pero no de una forma caprichosa; se rompe, con arreglo a sus líneas de fractura, en pedazos cuya delimitación, aunque invisible, estaba predeterminada por la estructura del cristal. También los enfermos psíquicos son como estructuras, agrietadas y rotas»[161].

El segundo principio se basa en las diferencias semiológicas. Como disciplina fundamental que es, la semiología aporta a la psicopatología sus cimientos y encofrado. En ella se asientan las teorías explicativas, sean partidarias de las enfermedades mentales o de las estructuras clínicas, pues en ese estado inicial de observación del *pathos* sólo hay una clínica[162]. La semiología instituye un lenguaje común o *thesaurus semeiotucus*. Y como lenguaje que es, su fundamento reside en la oposición y diferenciación de los elementos constitutivos. Más que ninguna otra

---

160. «Minutes de la Société psychoanalytique de Vienne, Séance du 30 décembre 1914», en VV.AA.: *Les premieres psychoanalystes*, vol. IV, París, Gallimard, 1983, p. 311.

161. FREUD, S.: *Nuevas lecciones introductorias al psicoanálisis*, *Obras completas*, Tomo VIII, Madrid, Biblioteca Nueva, 1974, p. 3133.

162. *Cf.* Jacques LACAN, «Introduction à l'édition allemande d'un premier volumen des *Écrits*» [1973], en *Autres écrits*, París, Éditions du Seuil, 2001, p. 556.

perspectiva, la concepción discontinua del *pathos* se apoya en las diferencias entre locos y cuerdos, en esos contrastes que aporta sobre todo la semiología. Morselli, uno de los insignes tratadistas de esta materia, da por hecho que los enfermos son distintos y que esas diferencias se ponen de relieve en signos observables:

> Dígase lo que se quiera, en las afecciones del sistema nervioso, lentas y apiréticas, existe siempre en el hábito externo, en la expresión, en el comportamiento de los enfermos, un aspecto particular que los hace diferentes [...] Si tomamos como punto de partida esta idea [...] es innegable que el alienado se diferencia *in media* del individuo de mente sana en el comportamiento, el porte, el modo de presentarse, de gesticular y de vestir, en la expresión facial de los estados de conciencia internos, en la reacción a los estímulos percibidos, en la actuación en el seno de la familia y en la sociedad y, en términos generales, en las relaciones de adaptación al entorno [...][163].

Transformadas en signos, esas desemejanzas expresan, a través de diversas facetas, el trasfondo de la alteración. De la caracterización de esas diferencias arranca la semiología, cuyo desarrollo transita de lo uno a lo múltiple, de lo tosco a lo sutil, de los grandes fenómenos a los pequeños indicios, de lo genérico a lo elemental, tal como se puede observar de forma meridiana en los estudios sobre las alucinaciones que van desde Esquirol hasta Lacan, pasando por Baillarger, Séglas y Clérambault. Psicopatólogos de corrientes distintas suman aquí sus esfuerzos, contribuyendo a perfeccionar el legado clásico.

---

163. MORSELLI, E.: *Manual de semiología de las enfermedades mentales. Guía de las diagnosis de la locura para uso de los médicos (Selección)*, Edición de Alienistas del Pisuerga, Madrid, Ergon, 2011, p. 43.

En este sentido, como heredero directo de la clínica clásica[164], el psicoanálisis ha contribuido a la semiología especialmente en el terreno de los fenómenos elementales, los trastornos del lenguaje y los lenguajes del cuerpo.

4. Artificios

La visión discontinua del *pathos*, sea como estructuras freudianas o como enfermedades mentales, se distingue por el hecho de destacar lo invariable y lo más enfermo del sujeto. De ahí surgen sus virtudes y sus limitaciones. Entre las bondades, la más importante es la resolución que aportan sus descripciones y explicaciones, las cuales aíslan, caracterizan y diferencian determinados estados psicopatológicos prototípicos. A esto se añade que esos estados clínicos son rubricados mediante casos paradigmáticos que quintaesencian una categoría nosológica. Entre las limitaciones destaca la penumbra, más o menos intensa, que cubre la linde entre dos territorios vecinos. Basta que se establezcan demarcaciones precisas y taxativas para que aparezcan un sinnúmero de casos fronterizos, límites o inclasificables. Tocante a la clínica clásica, si tomamos a Kraepelin como referencia, enseguida advertimos hasta qué punto forzó sus agrupaciones para mantenerlas independientes. Este aspecto resulta especialmente llamativo en los artificios tendentes a separar la paranoia de las formas ligeras de la demencia precoz paranoide o de la parafrenia sistemática[165]; otro tanto se advierte en la continua

---

164. *Cf.* Michel FOUCAULT, *Historia de la locura en la época clásica*, Vol. 2, México DF, F.C.E., 1976 [1964], p. 261.

165. *Cf.* Emil KRAEPELIN, «Die Verrücktheit (Paranoia)», en *Psychiatrie. Ein Lehrbuch für Studierende und Ärtze* (8.ª ed.), vol. IV, Leipzig, J. A. Barth, 1915, pp. 1709-1779 [ed. española: «La locura (paranoia)», en José María ÁLVAREZ y Fernando COLINA (Dirs.),

reordenación de la melancolía y la melancolía involutiva en referencia a la locura maniaco-depresiva, la cual, en 1913 adquiere unas proporciones inmensas[166]. La misma dificultad afecta a la psicopatología psicoanalítica. Algunos autores la resuelven creando una categoría intermedia (los estados límites y las patología narcisistas) entre el binomio tradicional neurosis y psicosis, con lo que el asunto se da por zanjado. En cambio, en la orientación lacaniana clásica el problema de la frontera entre neurosis y psicosis no admitía estados intermedios, razón por la cual hace tres décadas se tendía a amplificar el diagnóstico de neurosis, en especial la histeria disociativa (locura histérica). Conforme a desarrollos más recientes, inspirados en referentes topológicos, sobre todo en el nudo borromeo, comenzaron a proliferar casos «inclasificables» y «raros», es decir, manifestaciones clínicas distintas del patrón de la psicosis schreberiana o de las neurosis tradicionales[167]. Al contrario de lo que sucediera hace treinta años, hoy día se prefiere ampliar el territorio de la psicosis e incluir en ella formas discretas y normalizadas de locura, las cuales constituirían expresiones clínicas concordantes con el malestar actual; con esta nueva opción, la rígida perspectiva estructural, partidaria de la discontinuidad, se vuelve más elástica y propende a lo dimensional.

Frente a los mencionados proyectos psicopatológicos favorables a la discontinuidad, el *continuum* aporta al conocimiento del *pathos* una mayor sensibilidad para

---

Clásicos de la paranoia, Madrid, Dor, 1997, pp. 121-197].

166. *Cf.* Emil KRAEPELIN, «Das manisch-depresive Irresein», en *Psychiatrie. Ein Lehrbuch für Studirende und Ärzte* (8.ª ed.), vol. III, Leipzig, J. A. Barth, 1913, pp. 1183-1395 [ed. española: *La locura maniaco-depresiva*, Madrid, Ergon. Biblioteca de los Alienistas del Pisuerga, 2012].

167. Sobre esta cuestión, véanse sobre todo: Jacques-Alain MILLER *et al.*, *Los inclasificables de la clínica psicoanalítica*, Buenos Aires, Paidós, 1999; y Jacques-Alain MILLER *et al.*, *La psicosis ordinaria*, Buenos Aires, Paidós, 2004.

las formas moderadas de la locura y promueve un hermanamiento del conjunto de experiencias humanas. Pero al oscurecerse el referente de los límites, las clases y las categorías, el clínico tiende a desorientarse y confundir cosas evidentes. Si a las estructuras freudianas y a las enfermedades mentales les interpelan los espacios intersticiales y les sobran los casos raros y fronterizos, a la psicopatología continuista le faltan distinciones cualitativas y adolece de casos típicos.

Resulta evidente que el interés actual por lo dimensional y los espectros obedece a las dificultades epistemológicas que suscita la propuesta categorial[168]. Convertir el *pathos* en las enfermedades mentales independientes, como quiso J.-P. Falret, se reveló enseguida problemático. De ahí que la psicopatología psiquiátrica pretendiera aminorar tan ambiciosa propuesta mediante otras más modestas, como los síndromes o los trastornos. Sin embargo, contra lo que escribiera Lantéri-Laura, la ideología de las enfermedades mentales sobrevive incólume en las concepciones actuales pese a estar disfrazada de términos menos pomposos, como sucede con «trastorno» en las clasificaciones internacionales.

En lugar de analizar las categorías nosológicas como construcciones artificiales elaboradas por los psicopatólogos, la psiquiatría biomédica promueve en la actualidad un movimiento pendular hacia los espectros. La fenomenología y la semiología clínica ceden su lugar a una contemplación lejana de rasgos (*traits*) o estados (*states*), los cuales se asocian en dimensiones (sintomáticas) o espectros (agrupaciones sindrómicas con marcadores comunes). Da la impresión de que esta oscilación hacia el polo de los límites imprecisos pretende excluir el rígido modelo anterior de las categorías,

---

168. Véase Germán E. BERRIOS, Prólogo a José GUIMÓN, *El diagnóstico psiquiátrico no categorial (Relaciones, dimensiones y espectros)*, Bilbao, OMEditorial, 2007.

modelo en el que se había creído con fervor hasta hace muy poco. Tanto trasiego indica la connatural dificultad de nuestro objeto de estudio, complicación que no cabe escamotear mediante la adhesión a posturas maximalistas que ciegan la reflexión sobre el *pathos*. Tan arraigadas y entusiastas son las creencias en los modelos que, como vulgarmente se dice, «a Rey muerto, Rey puesto». En realidad, esta reorientación tendente a las dimensiones y espectros no es más que una reacción a las categorías y las estructuras, lo mismo que estas son una corrección a la imprecisión de aquéllos. Sin embargo, cabría pensar una articulación entre ambos modelos, es decir, una dialéctica entre lo uno y lo múltiple, entre lo continuo y lo discontinuo. Para ello resulta imprescindible redefinir el modelo dimensional, cosa que nos proponemos desarrollar en el siguiente epígrafe.

5. Ejes

A decir verdad, en el paradigma dimensional no hay nada nuevo, salvo un *aggiornamiento* inteligente. Si la locura representa el fondo de sinrazón que alimenta en cada momento nuestra alma, es decir, la irracionalidad que socava y hace fracasar todos los intentos del racionalismo, la dimensión, por su parte, recupera ese espíritu de continuidad y fluidez de las fronteras sintomáticas. Sin embargo, sólo recupera las formas. No va más allá. No intenta hacer de la dimensión un eje que recorra como un hilo rojo todo el espectro humano que va desde las alteraciones mentales más profundas a la más inocua normalidad, desde su condición más cuerda hasta sus expresiones más enloquecidas. Así lo hace, en cambio, el concepto de melancolía en su sentido más amplio que, de la mano del deseo y la tristeza, va prolongando los sinsabores desde los duelos circunstanciales y obligados de la vida a la amarga depresión y al dolor moral propio de la tristeza psicótica más asfixiante e invasiva[169]. Así lo hace también la paranoia, en este caso de la mano de la interpretación y la desconfianza, ampliando la suspicacia natural de cada uno de nosotros hasta la interpretación de perjuicio o la autorreferencia esquizofrénica.

Hay pues dos modos de entender las dimensiones, cuya división responde, una vez más, al primitivo modo de separar las concepciones de la psiquiatría. Uno lo entiende como una propuesta de continuidad entre las alteraciones mentales y la normalidad, donde la locura representada por los ejes de la melancolía y la paranoia es el denominador común, la simple sinrazón que nos desborda con sus pasiones y su interpretación, el dominio si se quiere donde todos nos reconocemos como locos y la psiquiatría sólo viene a acotar unos espacios de intensidad pero no a romper la íntima relación de todo el malestar humano. O bien, de otro modo, la dimensión es el espacio estricto de la enfermedad, de donde se ha secado el pozo literario, poético y filosófico que integran la locura del alma, para perfilar un campo único de patología mental. Un campo de enfermedad pero, eso sí, sin enfermedades. Una dimensión que legitima al médico pero le exculpa del bochorno de identificar enfermedades inexistentes. Sólo reconoce la dimensión psicótica de la persona, a la que aborda como una única *enfermedad,* y el resto no lo conoce, simplemente

---

169. El «dolor moral» (dolor anímico) constituye el signo principal y más llamativo de la melancolía según muchos clásicos de la psicopatología. Haciéndose eco de este parecer, Séglas escribió: el melancólico es un enfermo «ingenioso en lo que concierne a atormentarse» (Jules SÉGLAS, *Le délire des négations. Sémiologie et diagnostic*, París, Masson, 1897, p. 92 [ed. española: Jules COTARD y Jules SÉGLAS, *Delirios melancólicos: negación y enormidad*, Madrid, Ergon. Biblioteca de los Alienistas del Pisuerga, 2008, p. 92]).

lo numera y diferencia superficialmente, pues no requiere atender a la subjetividad del enfermo, a lo que renuncia, sino cumplir con la simple descripción epidérmica de lo que sucede, apoyada por la promesa de una solución genética y cerebral[170]. De esta suerte, la dimensión de orden positivista se opone a la dimensión hermenéutica, de la misma forma que, como hemos señalado, la psiquiatría naciente dividió a los psiquiatras en somáticos y psíquicos ya en el alba de su legitimación. Las cosas, como vemos, no cambian tanto como parecen. La historia es muy resistente. Ni siquiera el corte freudiano vino a establecer un pugilato nuevo, simplemente amplió nuestro conocimiento para hacerlo. Nos aportó un modelo de aparato psíquico que no tenía precedentes, un planteamiento inédito del inconsciente y una teoría del deseo que nos permitían ensanchar nuestro conocimiento del hombre sin necesidad de recurrir a los espacios cerebrales, pero no cambió la dicotomía precedente.

Por otra parte, en esta línea de insistencia y repetición histórica, el modelo dimensional y médico de las psicosis, con que se intenta poner al día las clasificaciones, no es sino un eco del paradigma estructural que permanece vivo. El espectro psicótico no es más que el eco de la estructura. Recordemos que en el análisis estructural psicoanalítico la psicosis es única, pero no única en el sentido más vulgar de la psicopatología, que la reduce al reconocimiento de una causa común: la biológica. Única,

---

170. En uno de los contados textos dedicados a reflexionar sobre el concepto de enfermedad mental, H. Orthner —siguiendo los argumentos de Kurt Schneider— se muestra sorprendido de la afirmación de von Weitzsäcker según la cual el fin de la medicina no es sólo curar. En su opinión, el médico debe limitarse a la enfermedad y, por tanto, a curar enfermos. Hans ORTHNER, «Zur Frage des psychiatrischen Krankheitsbegriffes», *Psyche*, 1949, tomo 3, fascículo 8, pp. 561-574 (p. 573).

más bien, porque no hay barreras entre las tres formas canónicas de psicotizarse: la paranoica, la esquizofrénica y la maniaco-depresiva. Cualquier psicótico puede transitar de una a la otra sin inmutarse. Puede empezar melancólico y acabar esquizofrénico o viceversa. Puede acomodarse en uno de los vértices del triángulo psicótico o puede volverse merecedor de formas mixtas: esquizo-paranoides, esquizo-afectivas o paranoide-melancólicas. Ese recorrido es lo propio de la hipótesis estructural, donde a la continuidad interna se opone una discontinuidad externa que intenta diferenciar las psicosis, hasta donde cabe, de las neurosis y de las patologías límites. La dimensión, en cambio, supera a la estructura en amplitud, derrocando sus límites, pero renuncia a establecer comunicaciones y diferencias internas.

Ahora bien, sea cual fuere el modelo utilizado, cada paciente es distinto y necesita una comprensión individualizada que trasciende cualquier categoría. Por eso se ha criticado tan virulentamente el uso abusivo del diagnóstico. No sólo porque suponga un estigma del que es difícil desprenderse, pues condena a una identidad suplementaria que en el mundo psicótico puede llegar a ser más absorbente que la propia. Una adscripción a veces tan cruel que en no pocas ocasiones parece infligir a los supuestos enfermos la agresión de un mote, hasta quedar identificados por una suerte de insulto *médico*. Pero también se le critica porque nos hace olvidar que la clínica comienza después del diagnóstico, cuando ya hay que hacerse cargo del enfermo, lo que obliga a que el diagnóstico deba ser siempre provisional, laxo y lo menos público posible. Es después de haber llegado a adscribir el caso a una categoría, si este gesto se vuelve imprescindible dentro de los usos administrativos y burocráticos del dispositivo terapéutico donde cada uno ejerce, cuando ya no tenemos excusa para empezar a saber lo que le pasa al paciente, para intentar conocer los usos afectivos, las distancias que establece en sus relaciones y los procedimientos de saber que lleva a efecto. Por ello el uso intensivo del diagnóstico siempre revela una ideología médica de fondo, una renuncia a reconocer la subjetividad, a la que hay que intentar poner coto para que, en último extremo, si resulta ineludible su formulación, no salga del ámbito profesional y se use lo menos posible. Atropellar este acotamiento vuelve escandaloso el hecho habitual de que, en algunas prácticas de psicoeducación, se intente forzar a los psicóticos a reconocerse bajo un diagnóstico y a humillarse tras una estúpida conciencia de enfermedad, que no ayuda a conocerse y a establecer distancias respecto al propio malestar sino a claudicar ante el saber médico. Eso es un atentado a la clínica que se practica de continuo en la psiquiatría actual, tanto que, con seguridad, este comentario crítico resultará anacrónico para la mayoría y probablemente ridículo a ojos de muchos. Sin embargo, la clínica, en su sentido más elevado, es un intento de comprensión y ayuda al otro que traspasa cualquier clasificación, e incluso la desprecia.

Pero volviendo al centro de nuestro problema, descubrimos enseguida que el nuevo modelo dimensional positivista no renuncia a colocar el diagnóstico como corona de la intervención clínica, aunque su concepto sea amplio, más extenso y no tan categórico, lo que le vuelve curiosamente aún más impreciso que antes, pues no se sigue de ningún intento comprensivo añadido. A este registro de mayor continuidad no se le ha añadido el corrector que marca las discontinuidades internas, esto es, las diferencias dentro del mismo grupo dimensional que corrigen los excesos de la semejanza. No interesa conocer en profundidad cada caso sino recoger los datos imprescindibles, según un protocolo prefijado, para alojar o no al paciente en la dimensión común que le identifica. Tras esta renuncia a conocer en profundidad la psicopatología del paciente, que se suplanta con la atención prestada a confusos síntomas leves, blandos o subumbrales, se esconde la verdadera intención ideológica del modelo, que no es otra que abrir al máximo la posibilidad de prescripción y dejar el espectro tan difuso y con límites tan flexibles que previsiblemente la prevalencia e incidencia de las psicosis no dejarán de crecer en el futuro, desde que se imponga su uso, sin que para ello sea necesario que la realidad cambie en absoluto. Es el modelo el que se adapta a los nuevos intereses y reduce, amplía, bautiza o ignora a su capricho las distintas figuras de la psicopatología.

Frente a este dimensionalismo de índole biológico y positivista se alza un estudio hermenéutico de la dimensión que intenta corregir los errores del otro, y no caer en la imprecisión de juntarlo todo sin quererlo diferenciar después. Su intención reside en el intento de mantener la continuidad que aporta el concepto antiguo de locura, esto es, la comunidad de todos los trastornos y el componente de locura que existe en la normalidad —tan elevado como la normalidad que se da en las psicosis—, pero también estudiar y reconocer las diferencias que se van estableciendo en las discontinuidades internas a cada dimensión.

En este sentido, cabe estudiar toda la psicopatología siguiendo dos ejes que responden a la dimensión paranoica y melancólica de la vida, que, como decimos, no afecta sólo a los psicóticos sino a todos los hombres. De un lado, la melancolía, representada por el deseo y la tristeza, la soledad y la culpa, discurre desde la tristeza ordinaria a la depresión más intensa y psicótica, buscando un lugar compartido por la locura y la normalidad desde donde después se puedan establecer todas las diferencias posibles, indagando una semejanza que las agrupa sin renunciar por ello a las distancias y diferencias que las separan. Y del mismo modo, el eje de la paranoia aúna la desconfianza y los excesos de la interpretación

que definen al hombre, tanto normal como psicótico,
trazando después la distinción que separa, a quien tiene
su grano normal de sospecha, del paranoico más receloso
y de la propia esquizofrenia, entendida esta como la
forma más aguda y extrema de paranoia[171].

---

171. El lector interesado podrá beneficiarse de la guía de lectura que
se propone a continuación. Con respecto a la construcción del saber
psicopatológico a partir de la transformación de la locura clásica en
categorías nosológicas, enfermedades mentales o estructuras freudianas,
pueden consultarse sus principales líneas de fuerza y sus detalles esenciales
en el amplio estudio de José María Álvarez, *La invención de las enfermedades
mentales* (Madrid, Editorial Gredos, 2008). Asentada esta perspectiva
discontinua, múltiple y estructural, advertidos de sus bondades y también
de sus límites, Fernando Colina, en *Melancolía y paranoia* (Madrid, Síntesis,
2011), analiza el otro punto de vista posible en el estudio del *pathos*, el
continuista. En lugar de conformarse con los contrastes entre uno y otro,
propone la articulación de ambos mediante los llamados ejes melancólico y
paranoico. Sobre el surgimiento de las grandes descripciones nosológicas,
teorías y escuelas psicopatológicas francesas y alemanas, el libro de Paul
Bercherie *Los fundamentos de la clínica* (Buenos Aires, Manantial, 1986)
sigue manteniendo su vigencia y valor. Para la psicopatología francesa, en
especial merece leerse la monografía de Rafael Huertas *El siglo de la clínica*
(Madrid, Frenia, 2004). Abundante en datos aunque sin la hilazón de
los anteriores, el texto de Germán Berrios *Historia de los síntomas de los
trastornos mentales* (México DF, F.C.E., 2008) resulta útil para consultar
aspectos puntuales. En lo tocante a la locura propiamente dicha, la obra de
Michel Foucault *Historia de la locura en la época clásica* (2 vols., México DF,
F.C.E., 1976) es el principal referente. Agradable de leer, el texto de Roy
Porter *Breve historia de la locura* (México DF, F.C.E., 2003), presenta más
bien una perspectiva histórica de las distintas visiones médico-psicológicas
de la locura.

El sujeto de la melancolía[172]

Enemigos de la melancolía / Dolor del alma / Opiniones
y consecuencias / Delirio parcial / Incapacidad de amar /
Melancolía y deseo / Saturno, el dios lejano / Saturno en lo
más alto y en lo más central / Saturno, el dios lento / Saturno
y la opulencia / Saturno se deprime / Saturno, el dios voraz /
Saturno deudor / Saturno culpable e inocente

1. Enemigos de la melancolía

El positivismo no es amigo de la melancolía y menos
aún lo es del sujeto melancólico. A medida que el punto
de vista cientificista se fue adueñando de la psiquiatría, la
melancolía se desvirtuó y su territorio se hizo más angosto.
El rostro del enfermo melancólico descrito a lo largo del
siglo XIX y primeras décadas de XX agudizó los rasgos
del dolor hasta extremos caricaturescos. «El melancólico
es ante todo un enfermo que sufre», escribió René
Masselon, culminando esta visión patética del hombre

---

172. Publicado en E. GAY, J. CARMONA y F. del RÍO (Coords.), *El*
sujeto: el sujeto de la conducta, el sujeto de la relación, el sujeto en la sociedad
actual, Madrid, AEN, 2015, pp. 173-193. Revisado y anotado.

carcomido por el dolor del alma[173]. Con su nuevo semblante, el melancólico se convirtió en una *rara avis*, una de esas piezas descatalogadas que no se sabe dónde colocar porque estorban en todos los sitios y afean cualquier entorno. En esas circunstancias, desde mediados del siglo pasado, la melancolía es una especie en extinción. De consumarse su pérdida, la observación de la condición humana perdería uno de sus miradores más firmes y mejor situados.

La melancolía está por todas partes. Si uno se interesa por la historia de la clínica, apenas da dos pasos ya se encuentra con ella; si lo que llama su atención es el arte, la literatura o la poesía, lo difícil será librarse de su presencia; de inclinarse por el estudio de la psicología patológica, enseguida averiguará el lugar central que ocupa en esa materia; de hacerlo por la ética, la moral y la religión, no tardará en acercarse al corazón de la experiencia melancólica. Desde este punto de vista, lo que resulta chocante es la falta de aprecio que le ha mostrado el cientificismo psicológico y psiquiátrico. Y lo que maravilla es la eficacia con que se ha desecho de ella. Pero lo que consterna es el resultado de este paulatino menosprecio, especialmente el que atañe al empobrecimiento de la psicopatología y a la devaluación la historia como modo de conocimiento del presente y guía para el quehacer clínico.

Con un enfoque similar al que aquí se propone, Gladys Swain escribió: «La [melancolía es la] expresión del alma humana en su naturaleza profunda»[174]. De ahí

---

173. MASSELON, R.: *La mélancolie. Étude médicale et psychologique*, París, Alcan, 1906, p. 117.

174. SWAIN, G.: *Diálogo con el insensato*, Madrid, AEN, 2009, p. 167. A renglón seguido, la autora continúa: «Una verdadera locura, en la que el alma pasa al exterior de sí misma y se pierde, y una locura que sin embargo es espejo del alma, en que se revela algo de todos nosotros. Después de todo, ¿no es uno de los grandes cometidos del tema, que aúna desde los griegos genialidad y locura (genio y locura), recordarnos esta ambigüedad estructurante?».

que nosotros nos la figuremos como una estrella que orienta los pasos de quien quiera saber acerca de lo más profundo de la condición humana. Pero esa estrella está echa de materiales muy diversos, irradia luz en direcciones distintas y despliega múltiples sentidos. No es fácil orientarse con la melancolía, al menos no lo es hasta que se aprende a convivir con la contradicción, el oxímoron, la superposición y la coexistencia de dos perspectivas contrarias a la vez que necesarias. Porque en la melancolía se mezcla lo mejor y lo peor del hombre, lo excelente y lo ruin, la gratitud y el odio, el goce y el dolor, el lamento y la acusación, la vacuidad y la hondura metafísica. Quizás por todo ello la melancolía pueda considerarse como el espejo en que se refleja el malestar de cada época. En esto coincidimos con lo que escribiera De Jaucourt en la *Enciclopedia* de Diderot: «La melancolía es el sentimiento habitual de nuestra imperfección»[175].

La naturaleza abigarrada y las múltiples direcciones a las que apunta la estrella negra de la melancolía conducen a lugares un tanto contradictorios. En primer lugar, la reflexión sobre las relaciones entre la genialidad, la excelencia y la melancolía, de acuerdo a los desarrollos atribuidos a Aristóteles y ampliamente comentados por Ficino y otros renacentistas[176]. En segundo lugar, la mezcolanza de aspectos médicos, astronómicos y anímicos en torno a la doctrina humoral, amalgama sin duda extraña a nuestra mirada positivista pero perfectamente enlazada en la reflexión de nuestros antepasados[177]. En tercer lugar,

---

175. DE JAUCOURT: «Melancolía», en D. DIDEROT (editor), *Mente y cuerpo en la* Enciclopedia, Madrid, AEN, 2005, p. 31.

176. Véase, al respecto: ARISTÓTELES, *Problemas* (Madrid, Editorial Gredos, Biblioteca Clásica Gredos, 2004, pp. 382-392); M. FICINO, *Tres libros sobre la vida* (Madrid, AEN, 2006).

177. Véase, sobre todo, J. STAROBINSKI, *Histoire du traitement de la mélancolie des origines à 1900* (Basilea, J. R. Geigy, 1960).

las ramificaciones de la melancolía y el temperamento melancólico en el mundo de la cultura y las artes, cuya variedad expresiva no esconde el estrecho vínculo que los une[178]. En cuarto lugar, a través del pecado, el escrúpulo, la culpa y el autorreproche, la evidente conexión con la moral y la ética, trabazón por la que algunos consideran la melancolía como una locura religiosa[179]. Por último y unido al anterior, en el terreno de la psicopatología, como mostraremos a continuación, la melancolía pone en entredicho cualquiera de nuestras construcciones y acentúa las inseguridades. Por eso interesa tanto acercarse a ella y convivir con sus preguntas.

2. Dolor del alma

La ambigüedad, el oxímoron y los múltiples ámbitos hacia los que se proyecta hicieron de la melancolía un referente incómodo para el cientificismo médico-psicológico. Apenas se la enfocó desde la atalaya de los ideales de la ciencia, las dificultades para circunscribirla y ordenarla se volvieron evidentes. A la esencia contradictoria de la melancolía se le añadían dos complicaciones: por una parte, el propio término había arraigado, desde tiempo inmemorial, en el lenguaje coloquial para referir el estado habitual de tristeza; por otra, no sólo los médicos trataban acerca de ella, sino que motivaba múltiples reflexiones entre filósofos, artistas y poetas. De ahí que la laboriosa transformación de la melancolía en una enfermedad mental comenzara con la propuesta de cambiarle el nombre, continuara con la

---

178. De especial interés sobre el particular es el clásico de R. KLIBANSKY, E. PANOFSKY y F. SAXL, *Saturno y la melancolía*, Madrid, Alianza, 1991.

179. De la voluminosa literatura sobre la melancolía, el pecado y la acedía, véase S. W. JACKSON, *Historia de la melancolía y de la depresión desde los tiempos hipocráticos hasta la actualidad*, Madrid, Turner, 1989; en especial el capítulo IV, pp. 67-77.

acentuación de los rasgos morbosos que se le suponen a cualquier enfermedad y culminara con el hermanamiento con la manía, como si esa fuera la única ligazón que pudiera desplegar.

En ese contexto se sitúa la contribución de Esquirol al *Dictionnaire des sciences médicales*, en la cual propone sustituir el término tradicional «melancolía» por «lipemanía»[180]. Habría de transcurrir más de un siglo para que el sueño de Esquirol tuviera visos de realizarse. Durante esa centuria, el lenguaje de los poetas y los filósofos se fue paulatinamente acallando a la vez que se imponía el monocorde discurso de la ciencia. Al tratarse de una herida esencial de la condición humana, los ecos tradicionales de la melancolía, pese a haber languidecido hasta el murmullo, siguen vivos entre nosotros. De ahí que la transformación de la melancolía en depresión continúe siendo un proceso inconcluso, pese a la porfía de la retórica cientificista. De esta dificultad deriva, en nuestra opinión, la progresiva distorsión del rostro del melancólico, cuyo retrato inicial se deformó hasta convertirse en una caricatura cuyos rasgos del dolor minimizaron el resto de matices.

La aparición del dolor del alma en la escena médico-psicológica es reciente. Se debe sobre todo el médico belga Joseph Guislain, cuya influencia en Griesinger, y, por tanto, en toda la clínica de lengua alemana, resultaría decisiva. Guislain encumbró el sufrimiento de los locos e hizo del dolor del alma o frenalgia la característica más notoria de la locura. En las primeras páginas de su *Traité sur les Phrénopathies*, escribió:

---

180. *Cf.* J.-E.-D. ESQUIROL, *Dictionnaire des sciences médicales, par une Société de Médecins et de Chirurgiens*, T. XXXII, Méd-Més, Panckoucke Éditeur, París, 1919, pp. 147-183.

Un fenómeno que siempre nos impacta es el aire de sufrimiento y la contracción convulsiva del rostro; la tristeza, el abatimiento de los alienados; su propensión a encontrar únicamente motivos para acusaciones y lamentos; su irresistible necesidad de moverse, de desplazarse, de realizar movimientos violentos o de dejarse llevar por resoluciones caprichosas. [...] Para nosotros la alienación será, en la mayoría de los casos, un dolor del sentimiento afectivo. Ese estado es el que hemos designado con el nombre de *Frenopatías*[181].

Llevado al terreno de la melancolía, ese dolor anímico se extrema hasta el martirio y se convierte en la quintaesencia de la enfermedad misma: «Toda melancolía —observó en *Leçons orales sur les phrénophaties*— expresa la lesión de un sentimiento: es una afección dolorosa»[182].

Sin duda fue Schüle el autor que, con más detenimiento, minucia y énfasis, plasmó el dolor del alma genuino del melancólico. Las muchas páginas que le dedica están llenas de un dramatismo inusual en una descripción psiquiátrica. Al leerlo, da la impresión de que no se pudiera hablar de la melancolía sin realzar el dolor anímico, con lo cual una y otro se convierten en la misma cosa. Aunque las hemos citado en otras ocasiones, vale la pena evocar algunas de sus palabras:

El enfermo experimenta un dolor infinito —escribió en *Klinische Psychiatrie*—; [...] Las quejas, los lloros, las lamentaciones, las recriminaciones, las blasfemias, son la expresión *fonética* de la melancolía; la contracción

---

181. GUISLAIN, J.: *Traité sur les Phrénopathies, ou doctrine nouvelle des maladies mentales*, Bruselas, 1835, pp. X-XI.
182. GUISLAIN, J.: *Lecciones orales sobre las frenopatías*, tomo I, Madrid, Enrique Teodoro, 1881, p. 80

EL SUJETO DE LA MELANCOLÍA

de los rasgos, expresando angustia y dolor, las arrugas características del rostro y de la frente (omega melancólica) son su expresión *mímica*; el enfermo se agita sin cesar, corre a derecha y después a izquierda, se arranca los cabellos, se destroza el rostro, castañea los dientes, se estremece de terror, aspira con brusquedad, chasquea su lengua, se frota automáticamente, gira los dedos, tal es la expresión *refleja* de la melancolía[183].

Como decimos, en cualquier retrato clásico de la melancolía que observemos, hallaremos en primer plano el dolor anímico. Frenalgia (Guislain), dolor del alma (Griesinger), depresión dolorosa (Schüle) o neuralgia psíquica (Krafft-Ebing) son algunos de los nombres que se le ha dado a la melancolía. Sobre las gruesas líneas de esta aflicción rayana en el suplicio, el retrato médico-psicológico de la melancolía esboza también trazos del hundimiento depresivo, la tristeza profunda, la angustia, el pesimismo, la abulia, el enlentecimiento, el autodesprecio y la inhibición. Al llevar todas estas características hasta un extremo caricaturesco se consiguió transformar la melancolía tradicional en una verdadera enfermedad mental y hacer del melancólico una «cosa inerte» —como lo calificó Ribot[184]— y un hombre «ingenioso en lo que concierne a atormentarse» —según la opinión de Séglas[185]—. En realidad, como después se mostrará al hilo de los comentarios de Freud, detrás de este doliente por excelencia centellea la infamia de la condición humana, en

183. SCHÜLE, H.: *Traité clinique des maladies mentales*, París, Adrian Delhaye et Émile Lecrosnier, Éditeurs, 1888, p. 21.

184. RIBOT, Th.: *Les maladies de la volonté*, París, Alcan, 1888, p. 54.

185. SÉGLAS, J.: *Le délire des négations. Sémiologie et diagnostic*, París, Masson, 1897 [ed. española: J. COTARD y J. SÉGLAS, *Delirios melancólicos: negación y enormidad*, Biblioteca de los Alienistas del Pisuerga, Madrid, Ed. Ergon, 2008, p. 92].

la cual el poderío del odio y la desdicha de la incapacidad de amar desempeñan un papel esencial.

3. Opiniones y consecuencias

Todo está sujeto a opiniones. Desiguales en valor, algunas están bien fundamentadas y gozan de argumentos sólidos. Otras, en cambio, aunque estén de moda, permanecen sujetas a una constante renovación, como si fueran volátiles y no acabaran de arraigar. En lo tocante a la medicalización de la melancolía y la conversión del melancólico en un enfermo, las opiniones divergen y se dibujan dos perspectivas distintas en cuanto al valor que se atribuye a ese proceso.

Aunque sea minoritario, con respecto a esta cuestión nuestro parecer es diáfano: la mirada médico-psicológica de los dos últimos siglos ha desustanciado la melancolía. Resulta chocante que durante más de dos mil años la depresión fuera únicamente uno de los signos de la melancolía y, por arte de birlibirloque, en poco más de una centuria, la depresión absorbiera la melancolía y la devaluara hasta hacer de ella una forma clínica un tanto excepcional y ambigua. En el mejor de los casos, de resultas de ese prodigio metonímico, la melancolía es hoy día un tipo básico de la enfermedad depresiva; en el peor, suscrito por la mayoría, la melancolía, tras la publicación del DSM-III, se reconvirtió en un mero subtipo clínico de la depresión unipolar. Esta marginación no es casual sino premeditada. Muestra la potencia del discurso cientificista, capaz de quitarse de encima un referente occidental bimilenario. Y pone de relieve también tres aspectos cruciales en el estudio médico-psicológico del *pathos*: primero, el oscurecimiento de la vertiente subjetiva en favor de la enfermedad; segundo, la ruptura de la psicopatología psiquiátrica con la tradición cultural y la historia; tercero, el ascenso del determinismo de la materia.

Las opiniones tienen consecuencias. Si se adopta un punto de vista naturalista en psicopatología, se obtendrá un conjunto de seudoenfermedades de liviana consistencia clínica. Las continuas revisiones de los criterios que las sustentan no hablan a favor del rigor, sino de la inestabilidad constitutiva. Porque en todo ello hay mucho de ideología, aunque se quiera ocultar bajo el manto de las estadísticas y las pruebas paraclínicas.

En cualquier caso, dependiendo de dónde situemos el mirador, se presentarán ante nuestros ojos tales o cuales realidades. En este sentido, es llamativo el empeño que la psicopatología psiquiátrica ha acordado a la relación entre melancolía y manía, vínculo que se extremó hasta fundirse en una sola enfermedad, la locura o psicosis maniaco-depresiva. Durante siglos, sin embargo, se daba entre ambas una relación complementaria y a la vez excluyente: la melancolía es un delirio parcial y la manía es un delirio general.

Cuando la perspectiva médica se adueñó del alienismo y con ella la mirada evolutiva se impuso al estatismo sincrónico, enseguida se hizo evidente que la manía y la melancolía se alternaban, como formando una locura circular o una locura de doble forma, según las denominaciones de Jean-Pierre Falret y Jules Baillarger. Este enfoque longitudinal resultaría esencial en la nosología de Kraepelin, quien culminó la relación de la manía y la melancolía con la construcción de la locura maniaco-depresiva. Ahora bien, resulta chocante que tras el aspecto de unidad, la descripción kraepeliniana sea tan dispar y mezcle elementos tan heterogéneos. Consciente de esta diversidad, el psiquiatra alemán escribió en su *Lehrbuch* de 1913: «Es conveniente subrayar desde un principio que esta delimitación de las diferentes formas clínicas de la enfermedad es, en muchos sentidos, absolutamente artificial y arbitraria»[186]. No sólo artificial y arbitraria, sino que, tal como reconoce en el mismo texto, en la locura maniaco-depresiva las cosas se complican aún más puesto que pueden darse todo tipo de estados transicionales entre los distintos cuadros y también por «el hecho de que, en un brevísimo espacio de tiempo, cada caso particular puede experimentar las más diversas transformaciones»[187].

Sin dar su brazo a torcer, el insigne profesor de Múnich creyó encontrar en esa heterogeneidad una esencia común, un único tejido que diera hechura a la enfermedad maniaco-depresiva. Ahora bien, esa naturaleza común no es un dato de los que salta a la vista, de esos que se miden y pesan, de los que tanto gustan al psicólogo experimental y al científico. Al contrario, se trata más bien de una hipótesis según la cual la homogeneidad de la evolución se basa en la homogeneidad etiológica (endógena). De esta manera, de una hipótesis surgida a trompicones se deduce, gracias a la buena fe, el componente material en que se asienta la enfermedad. Leído de esta forma, tiene un merito incuestionable transformar la heterogeneidad de las manifestaciones y de las formas clínicas en la homogeneidad de la evolución y, como quien no quiere la cosa, deducir de ello el sustrato material de la enfermedad.

Con tesón y meticulosidad, Kraepelin trató de subsanar las dificultades que le sobrevenían cuando trataba de transformar la melancolía en una enfermedad mental. Culminaba así los esbozos de Falret, Baillarger, Kalhbaum y otros, aunque dejaba un regusto amargo en lo tocante a la esencia del proceso patológico y el perímetro nosográfico estaba apenas insinuado. Asentado en esta descripción y

---

186. KRAEPELIN, E.: *La locura maniaco-depresiva*, La Biblioteca de los Alienistas del Pisuerga, Madrid, Ergon, 2012, p. 51.
187. *Ibídem*

sin enmendar sus debilidades, el actual trastorno bipolar constituye la degeneración de este proceso.

4. Delirio parcial

Puede que desde el punto de vista de la naturaleza humana la melancolía y la manía muestren afinidades esenciales. Pero desde la perspectiva de la condición humana, el parentesco de la melancolía se da con la paranoia. Esta relación ha sido llamativamente descuidada por la psicopatología psiquiátrica. Enemiga radical de la locura parcial, esta orientación materialista de la psicología patológica nunca vio con buenos ojos que la locura pudiera ser fragmentaria, discreta, normalizada, razonante o lúcida. Mezclar la locura con la razón resulta repugnante a la causa médico-psicológica. De hecho, la psiquiatría cientificista se inicia con la desunión de la razón y la locura, operación que dará pie a la construcción o invención de las enfermedades mentales.

La paranoia y la melancolía son las locuras parciales por excelencia, unidas además por una larguísima historia. Pero esta hermandad tuvo los días contados desde que Esquirol introdujera la separación entre el humor y la razón en el seno de melancolía que describiera su maestro Pinel. A partir de este corte se conformó un polo propiamente melancólico (*lypémanie*) y otro expansivo y razonante (*monomanie*), separación que sentaría las bases de la posterior oposición entre los trastornos del humor (locura maniaco-depresiva) y los trastornos del juicio (delirios crónicos). Sin embargo, en otros momentos de la construcción del saber psicopatológico dicha afinidad volvería a resurgir y mostrarse problemática, de manera especial en la descripción de Cotard de los delirios de negación y enormidad, y en los delirios sensitivos de Gaupp y Kretschmer. Aunque es el caso Schreber, una vez más, el que mayores enseñanzas contiene al respecto.

Contrario en esto a la corriente principal, la cual daba por hecho la vinculación entre manía y melancolía, Jules Cotard se empeñó en recuperar la simetría entre melancolía y paranoia estudiando el delirio de negación en oposición al delirio de persecución. Tuvo que dar muchas vueltas y echar mano al principio del análisis semiológico, en especial de la «fórmula del delirio», al que consideraba como principio rector de su metodología. A esta oposición semiológica inicial (ideas de negación *versus* ideas de persecución), Cotard añadiría paulatinamente otras en las que se perfila la simetría melancolía-paranoia: en el terreno del carácter, tendencias autoacusadoras frente a tendencias heteroacusadoras; en el ámbito etiológico, fenómenos psicomotores en contraposición a fenómenos psicosensoriales[188].

Quizás todo esto nos parezca un tanto forzado, pero su interés radica en el esfuerzo por trabar una relación de hermandad entre el polo paranoico y el melancólico. Por este motivo evocamos aquí la argumentación de Cotard, extraída de su descripción del delirio de negación. Concebido inicialmente como el reverso del delirio de persecución de Lasègue, al igual que unos años después propondrá Freud, Cotard destaca la importancia de la autoacusación, signo que por sí mismo basta para distinguir a este tipo de melancólicos ansiosos de los perseguidos; estos melancólicos se acusan a sí mismos, y lo hacen de una manera tan llamativa que consideran justo someterse al último suplicio, pues «se lo tienen bien merecido por sus crímenes»[189].

Conforme a estas consideraciones y otras provenientes de

---

188. *Cf.* J. COTARD y J. SÉGLAS, *Delirios melancólicos: negación y enormidad*, *op. cit.*, pp. 3-60.
189. *Ídem*, p. 12.

Séglas, el melancólico se nos presenta como un paranoico de sí mismo. Melancolía y paranoia, culpa e inocencia, indignidad propia y maldad del Otro, certeza respecto al ser y certeza sobre el objeto de goce que uno es para el otro, son elementos simétricos que dan cuenta de la relación estructural que une esos dos polos de la psicosis. Desde este punto de vista puede entenderse la querencia del melancólico por reequilibrase mediante la paranoia, como muestra ejemplarmente el caso Schreber. Desde luego que no se trata de dos enfermedades, sino de maniobras que el sujeto loco emprende con vistas a estabilizarse. Porque de haber un suplicio, ese es la melancolía. Y de ese estado el loco quiere salir, sea a través de la mortífera excitación maniaca o del delirio paranoico, a menudo más terapéutico. A este respecto Schüle se adelantó dos décadas a las observaciones de Freud cuando escribió: «En el caso del delirio sistematizado [paranoia], una vez que se ha creado, el delirio alivia al enfermo por la explicación que le aporta; en la melancolía, por el contrario, esa explicación lo único que hace es añadir un nuevo dolor»[190].

Como puede advertirse, el sujeto de la locura reaparece cuando dejamos las filigranas de la semiología clínica y ponemos la lupa sobre el agente que mueve en última instancia los hilos. Desde el punto de vista del sujeto, la melancolía constituye el fondo común de la locura, esa espiral del agujero por el que se desparrama la energía vital. Ahí es donde bracea el melancólico, desenganchado del Otro y absorto en sí mismo, tratando de remontar una pérdida desconocida («él sabe *a quién* perdió, pero no lo *que* perdió en él»[191]) que se le ha pegado a la piel y forma parte de sí mismo.

190. SCHÜLE, H.: *Traité clinique des maladies mentales, op. cit.*, p. 124.
191. FREUD, S., «Duelo y melancolía», *Sigmund Freud. Obras Completas*, T. XIV. Buenos Aires, Amorrortu editores, 1976, p. 243.

5. Incapacidad de amar

La contribución de Freud al problema de la melancolía coincide, en el terreno descriptivo, con las de muchos de sus predecesores a la hora de enfatizar la inhibición psíquica y el dolor del alma, pero añade un elemento esencial: la pérdida de la capacidad de amar. Este ingrediente resultará decisivo para su interpretación de la melancolía. De hecho, esta incapacidad de amar se pone de relieve en la omnipresencia del odio y el sadismo, aspectos esenciales en la teorización que también realizara su discípulo Karl Abraham[192].

Llama la atención de Freud que el melancólico, al dirigirse todos esos autodesprecios y denigraciones, lo hace sin la menor vergüenza y se complace de desnudar todas sus ruindades y pecados imperdonables. Tan impactante resulta este hecho que a cualquiera se le pasa por la cabeza si en verdad lo que el melancólico está diciendo lo dice de sí, como si se hablara a sí mismo pero no de sí mismo. Esta impresión se refuerza cuando, tras escuchar con atención toda esa sarta de improperios, cae uno en la cuenta de que no tienen mucho que ver con la persona que está hablando, sino con esa otra que murió o se fue o desapareció, pero sigue ahí.

Algo parecido debió de pensar Freud. Pues ese impudor

---

192. Esta perspectiva está presente desde sus primeras contribuciones. En su consideración, el depresivo psicótico o melancólico proyecta al exterior lo reprimido, con lo que su actitud de odio se desliga del contexto causal primario y se oculta en los desarrollos del enunciado inicial: «No puedo amar a la gente; tengo que odiarla». Siguiendo una variante del modelo propuesto por Freud respecto a Schreber, las derivadas de esa fórmula acabarán por convertir al melancólico que odia en alguien que se siente odiado, un sujeto a quien los otros no quieren «debido a mis defectos innatos. Por eso soy desgraciado y estoy deprimido» (ABRAHAM, K.: «Notas sobre la investigación y el tratamiento psicoanalíticos de la locura maniaco-depresiva y condiciones asociadas» [1911], en *Obras escogidas*, Barcelona, RBA. Biblioteca de Psicoanálisis, 2006, pp. 123-124).

muestra el auténtico drama del melancólico: la imposibilidad de deshacerse mediante un duelo de ese objeto que lleva consigo y que forma parte de sí porque ha sido incorporado a su yo mediante una poderosa identificación, esa persona a la que dirige todos esos desprecios despiadados por intermedio de él mismo. De manera que todos los menosprecios que dice de sí mismo, en realidad van dirigidos al muerto que lleva consigo y del que no ha sabido desprenderse. Freud sintetiza esta interpretación con una frase memorable: «*Ihre Klagen sind Anklagen* [Sus quejas son acusaciones]».

De tanto presentarse ante los otros como la encarnación de la ruindad, la maldad y la indignidad por excelencia, uno acaba pensando que el melancólico tiene razón. Eso es al menos lo que propuso Freud, quien lejos de la compasión, se pregunta cómo es posible que alguien necesite enfermarse de melancolía para decirse todas esas verdades: «Cuando en una autocrítica extremada se pinta como insignificantucho, egoísta, insincero, un hombre dependiente que sólo se afanó en ocultar las debilidades de su condición, quizás en nuestro fuero interno nos parezca que se acerca bastante al conocimiento de sí mismo y sólo nos intrigue la razón por la cual uno tendría que enfermarse para alcanzar una verdad así» [193].

Desde el punto de vista de la melancolía, la condición humana no sale muy bien parada. Y peor parada sale aún si nuestra referencia la tomamos de la paranoia, su polo habitual de reequilibrio. Incapacidad de amar, odio, venganza, vileza y soberbia son nombres que expresan con precisión los males que afligen al hombre de hoy y al de siempre. Tanto da que nuestras acciones afecten a los más próximos como que arrastren consigo a la tripulación y los

193. FREUD, S.: «Duelo y melancolía», *op. cit.*, p. 244.

pasajeros de un avión, la satisfacción en el odio y la venganza, cuando se encienden con la gasolina de la locura, muestran la peor calaña de nuestra condición. Que el odio, la incapacidad de amar y el agotamiento del deseo sean características de la melancolía no prejuzga en absoluto la catadura moral del melancólico. Porque la ética y la patología transitan por caminos independientes. Tampoco la inteligencia es patrimonio de la salud ni la tontería lo es de la locura. Pero dada la querencia que el melancólico tiene por los problemas de la existencia, su permanente reflexión sobre el ser es digna de los más grandes filósofos. Tocante a esta cuestión, H. Ey escribió con admiración: «No ha sido por azar que los melancólicos sólo han sido bien analizados psicológicamente por los discípulos de Husserl y de Heidegger»[194].

Espejo de cada época y expresión de nuestra imperfección, la melancolía es la mezcla de lo mejor y lo peor del hombre, extraña combinación donde resplandece la excelencia y la ruindad, la metafísica y la ordinariez, el éxtasis y el martirio. Siempre y cuando sepamos convivir con esa contradicción, la melancolía nos servirá de guía en el conocimiento de la condición humana.

6. Melancolía y deseo

Por melancolía entendemos dos cosas distintas pero bastante cercanas: una condición universal de la subjetividad y también una condensación morbosa de la tristeza. En el primer caso la melancolía se comporta como el sustrato del deseo, como una fuerza vital que, considerada al modo de Spinoza como «la esencia misma del hombre»[195], se

---

194. EY, H.: *Estudios Psiquiátricos*, Estudio n.° 22: Melancolía, vol. II, 2008, pp. 181.
195. *Cf.* B. SPINOZA, *Ética demostrada según el orden geométrico*, Madrid, Trotta, p. 169.

enfrenta de continuo al displacer, la pérdida, el duelo y la parcialidad de sus empeños. En el segundo, comparece para designar un trastorno específico de este enfrentamiento entre el anhelo y las barreras que lo limitan. Todos somos melancólicos, en cuanto que deseadores, pero sólo algunos sufren de depresión, locura maniaco-depresiva o trastorno bipolar. Tres términos distintos, pues las denominaciones son en general demasiado ambiguas y con límites imprecisos, con los que nos referimos a las formas patológicas que en ocasiones complican la tristeza.

Durante muchos siglos, desde la cultura grecorromana al siglo XVIII, dominó la explicación humoral de la melancolía, centrada en las propiedades de la atrabilis y el control de las pasiones. Fue más tarde, bajo el empuje de la razón ilustrada, cuando el binomio pasión-tristeza fue desplazado poco a poco por el de deseo-tristeza, reforzado sin vacilaciones por Freud, quien entendió decididamente la melancolía como un duelo por la pérdida de la libido[196].

Lógicamente, no incluimos en esta perspectiva a la corriente positivista, ya sea cerebral, biomédica o cognitivo conductual, que domina hoy en el panorama psiquiátrico y psicológico, pues su elección teórica y práctica excluye expresamente el papel del sujeto, aunque a la postre no puedan eludir su presencia —en sí mismos y en los pacientes— y se vean obligados a radicalizar su punto de vista para sostener la ocultación.

Todos nos vemos obligados a defendernos de la tristeza, dado que la melancolía impregna nuestros pasos y decisiones. Todos estamos constreñidos a defender el deseo en todo momento y con múltiples estrategias. Valga como pequeño ejemplo de los tejemanejes que nos

---

196. Así la definió en «Manuscrito G. Melancolía», escrito a primeros de 1895. Véase S. FREUD, en *Sigmund Freud. Obras Completas*, T. I. Buenos Aires, Amorrortu editores, 1976, pp. 239-245.

traemos, la utilidad de reconocer, siguiendo al trovador occitano Jaufre Rudel, que nada produce un amor igualable al amor a distancia. Los kilómetros nos salvan muchas veces de la decepción causada por la realidad. La risa o el llanto, la lejanía o la proximidad, el aplazamiento o el aprontamiento, la monogamia o la promiscuidad, son defensas variables y antagónicas del deseo ante la melancolía que cada uno tiene que digerir y manejar. En este círculo de problemas se cimienta el sujeto melancólico. En un ámbito donde confluyen las ilusiones, el deber, las decepciones y las pérdidas, cada uno construye su propia subjetividad que, incluso en las formas más normales, pizca en la melancolía y nos provee de un grano de tristeza. Winnicott subrayó, en línea con esta contrariedad, que la salud social es ligeramente depresiva. Sin embargo, en algunos casos la melancolía se exalta y se exacerba. El sujeto entonces adquiere una fisonomía que los antiguos llamaban saturnina y que conviene en este momento actualizar.

7. Saturno, el dios lejano

Saturno es el dios de la melancolía al que deben los melancólicos su personalidad. Por su lejanía y frialdad, Saturno es el planeta que representa al sujeto que ha perdido el ardor del deseo, contentándose con refugiarse en un festival secreto, de índole más bien masoquista, donde sólo reina la soledad, el lamento y la impotencia. El frío, el congelamiento, la inmovilidad, prestan al sujeto melancólico su lividez y su distancia de todo. El otro se muestra tan inaccesible, impropio e insondable, que le condena indirectamente a la locura y el destierro, a la expulsión del círculo del sentido común y de las puertas de la ciudad.

Cuando el melancólico ve apagada su fuente libidinal, todas las cosas se alejan de él y se vuelven, si no enigmáticas y extrañas como le sucede al esquizofrénico, sí ajenas e indiferentes a su persona. La soledad, el extrañamiento y el exilio se ceban sobre su vida y le reducen a la condición de náufrago de la existencia. Esa es la pobre figura social que encarna, la de un abandono injusto que él, pese a todo, considera sorprendentemente ajustado y merecido. En esas circunstancias el melancólico llora sin saber a quien llorar, y pierde sin tener nada que perder. Con razón se dice, para describir el modo como nos enfrentamos a la pérdida de un duelo, que el neurótico llora al muerto pero que el melancólico muere con él. Freud aludió a esta ausencia sobrevenida, que descarna el cuerpo y enfría el alma, diciendo que en el duelo normal se sabe a quien se ha perdido y lo que se ha perdido a la vez, pero que el melancólico lo ignora, no conoce la parte de uno mismo que muere y desaparece con el difunto[197]. En el caso del neurótico es distinto pues cada pérdida deja una muesca, una cicatriz en el espíritu que con el tiempo se transforma en una seña personal que se asume y asimila para enriquecer la identidad. Como si el muerto pasara a formar parte de nosotros mismo o, al menos, le lleváramos atado al cinturón. La personalidad de cada uno se forja precisamente amasando las identificaciones con los objetos que vamos perdiendo, sean cosas, personas o ideales. Ese amasijo lo mezclamos, en la retorta íntima, con las que mantenemos con los vivos que acompañan nuestra existencia, y mediante ese procedimiento, casi alquímico, nos hacemos dueños del pasado y lo usamos como trampolín hacia el futuro. Sin embargo, el melancólico herido por una pérdida sufre un desgarro que no cicatriza

---

197. Véase la nota 191.

mediante identificaciones simbólicas, sino que deja una herida por donde sangra la libido hasta provocar la anemia del deseo que aqueja al deprimido. El antiguo objeto estaba tan íntimamente adherido, pertenecía hasta tal punto a su yo que, al perderle, si bien se sigue sintiendo el mismo, sin ninguna extrañeza hacia sí —logro que el esquizofrénico no consigue—, deja llagas abiertas que atraen de continuo la mirada, el dolor, la memoria y el tiempo del afectado. El futuro se cierra para él y el deseo se vuelve lamento en lugar de aspiración y propósito.

8. Saturno en lo más alto y en lo más central

Pero además del más frío y lejano, Saturno es el planeta más elevado, el que mira a lo más alto y espiritual del quehacer humano. Esa situación orbital explica que la melancolía inspire los hechos más destacados del individuo. Sabemos que el arte, la ciencia, la creación en general, están en manos de los melancólicos. A menudo una carencia radical y abismática del deseo como la suya se vuelve capaz de despertar algo nuevo. En lo más profundo de la desesperación y la nada brota repentinamente la mejor y más bella solución a lo desconocido. Quizá porque el alma vacía es más proclive a la perfección. No cabe sorpresa ante este talento, pues el melancólico, como se ha destacado repetidamente, es el hombre de los contrastes donde la apatía alterna en ocasiones con el furor y la manía, y donde la esterilidad convive con la proliferación de ideas y el invento técnico.

Ahora bien, por su doblez equidistante el melancólico, junto a ser el que vive más alto, también es el más próximo del centro. La melancolía se revela igualmente por su disposición para llegar al núcleo de la realidad y ver las cosas tal y como son. Es la bilis negra, afirma Marsilio

Ficino, la que obliga al pensamiento a penetrar y explorar el centro de sus objetos. «Y ella misma —añade Ficino—, en cuanto que es semejante al centro del mundo, incita a indagar el centro de todas y cada una de las cosas y eleva hasta la comprensión de las realidades más sublimes, pues se encuentra en armonía máxima con Saturno, que es el más elevado de los planetas»[198]. La ontología, la metafísica o la teología son disciplinas propias de su interés y las aborda bajo una estrecha combinación de oscuridad y lucidez. Saturno es el dios de la especulación, del pensamiento que se vuelve sobre sí mismo y a cada momento le vuelve del revés. De hecho, la duplicación de cuanto aborda, el desdoblamiento, la dualidad, la bipolaridad, son parte de los recursos con que distingue la realidad. El melancólico Kierkegaard eligió como título de uno de sus principales libros *O lo uno o lo otro* (*Enten-Eller*), dando cuenta con ello de la extensión contraria de todo[199].

El genio se ha asociado siempre a la melancolía, al menos desde la formulación del Problema XXX atribuido a Aristóteles, o la carta de Hipócrates a Damageto sobre la locura de Demócrito. Esta asociación se la debemos a la elevación de Saturno, a su proximidad a los espacios siderales, a su recorrido vigilante por las fronteras de nuestro sistema planetario, pero también porque profundiza, excava y deja en cueros cuanto aborda. A fin de cuentas, la tristeza desviste la realidad de todas las ilusiones y permite ver al desnudo cuanto tenemos delante. En referencia a esta combinación se ha dicho que el genio necesita tanto de la luz como de un fondo oscuro.

---

198. FICINO, M.: *Tres libros sobre la vida*, Madrid, AEN, 2006, p. 26

199. *Cf.* Søren KIERKEGAARD, *O lo uno o lo otro. Un fragmento de vida*, Vols. I y II, Madrid, Trotta, 2007.

9. Saturno, el dios lento

Si pensamos ahora en el trato del melancólico con el tiempo, se constata pronto que Saturno es el astro de la revolución más larga y por lo tanto la más lenta. Con frecuencia se le ha asimilado con el Tiempo porque este devora los sucesos temporales como Saturno devora a sus hijos. Del mismo modo que el ángel de Klee sólo contempla en su vuelo el pasado de destrucción y escombros que deja tras de sí, el melancólico nada más tiene ojos para el pretérito y no consigue fuerza ni señorío suficiente para enfrentarse al futuro. Su tiempo se enlentece bajo una parsimonia y un aburrimiento que no ayudan, como nos sucede en condiciones normales, a recargar las energías del deseo. Sin llegar a la detención del tiempo que amenaza al esquizofrénico, volcado completamente en el presente y el instante que le somete, la melancolía retiene el discurrir de la vida e interpreta cuanto sucede desde la repetición del pasado, a la vez que reinterpreta el pasado desde su triste presente.

10. Saturno y la opulencia

A su esposa, Ops, que en latín significa abundancia, le debe Saturno su imagen de opulencia, la idea de saturación y la impresión de que no le falta nada. El melancólico, en este nuevo sentido saturnino, es aquel que no siente la falta, es decir, la carencia que motiva e impulsa el deseo. Tiene todo y ha perdido todo, lo que a estos efectos viene a ser lo mismo. Sin nada que anhelar el deseo no arranca. Al hombre sólo lo entendemos nacido a la vida después de una experiencia traumática, de un encuentro desgarrador con lo inerte y carente de palabras. Herido en ese tropiezo, arrancado un pedazo de su cuerpo y de su yo, sometido a la misma condena que el andrógino platónico, que dividido en dos busca en vida su otra mitad, el hombre inicia su experiencia con el deseo. Se comprende, por consiguiente, que cuando el trauma es demasiado intenso o no se produce en su momento preciso, el sujeto no percibe los límites de su carencia, las fronteras de la falta y no pone en marcha adecuadamente el dispositivo de la avidez y los sueños. Así se comporta el sujeto melancólico, el nacido bajo la opulencia de Saturno, el que no teniendo nada propio tiene al mismo tiempo todo lo que puede conseguir, sin posibilidad de aspirar a nada más. Si no fuera así, el individuo se mostraría sensible a lo que le puede completar y se pondría inmediatamente en marcha, dispuesto a buscar y a desear, como hace cualquiera que esté sometido al orden de otro planeta más próximo.

De los tres tipos de duelo que podemos diferenciar, normal, imposible y patológico, sólo el último es propiamente melancólico. Un duelo normal es aquel en el que el objeto perdido es sustituido por otro una vez pasado un tiempo de dolor, inhibición e intensidad del recuerdo. Uno imposible, en cambio, alude a aquellas pérdidas que son irreparables e insustituibles. En este caso, si bien el quebranto causado nos deja heridos para siempre, la vida continúa aunque sea con un punto añadido de amargura y lucidez. Es tanto y tan importante lo perdido, tan radical e irreversible en algunas ocasiones, que entendemos que el duelo llegue a ser imposible sin necesidad de tildarlo de patológico, pues algo muere indefectiblemente con nosotros cuando alguien muy amado o necesario se va. Este carácter radical no le impide necesariamente al afectado seguir su camino, aunque quizá las fuerzas y los anhelos no tengan la energía de antes o, al revés, renazcan con una pujanza más intensa y casi huidiza o desesperada. Sin embargo, cuando Saturno se apodera del duelo de los hombres, sucede que con la pérdida se paraliza el saludable ejercicio de la falta que dinamiza y da impulso a la vida. En la melancolía la pérdida en sí misma puede ser irrelevante desde el punto de vista objetivo, pero, por su simbolismo especial o por la fragilidad estructural del sujeto, se vuelve morbosa y paralizante. En un duelo aceptado y asumido, la falta que anima el deseo sustituye más o menos pronto a la vivencia de la pérdida, con lo que la luz y la ilusión renacen de nuevo, pero en un duelo que se retrasa o se detiene en el tiempo el deseo se bloquea y no arranca. En uno imposible el deseo se reinicia y se sigue viviendo con naturalidad, casi como si tal cosa, pero no hay sustitución posible. Nadie puede llenar ese hueco.

11. Saturno se deprime

En cierto modo todos nacemos bajo la égida de Saturno, pues todos debemos asumir la contradicción de los afectos y la limitación intrínseca del deseo. Nadie en sus sano juicio se ha ahorrado la incorporación a la posición depresiva descrita por Melanie Klein, que ilustra nuestro contacto obligatorio con la melancolía durante el desarrollo. Pasar de la posición esquizo-paranoide, donde reina el caos, la escisión y la relación dual con la madre, a la normalidad neurótica, exige un tránsito a través de la experiencia melancólica. Durante su recorrido se aprende a renunciar a los amores completos, a la ilusoria posibilidad de que el otro se entregue de modo absoluto. En su cauce cuaja la primera y más original de las decepciones, al comprobar que cierta persona principal, de quien se depende vitalmente, comete errores, padece iras y decaimientos, se distrae con alguien ajeno y, además de otras cosas, a veces nos da nuestro merecido en forma de desatención o castigo. Aceptar la transformación de la escena esquizo-paranoide de dos en una depresiva de tres, y asumir en definitiva los conflictos que esa ampliación genera, es la vía de acceso a través de la melancolía que necesita traspasar cualquier sujeto. De no ser así, las consecuencias pueden ser muy negativas, pues o se polariza la vida en una dualidad extrema, como sucede en la locura maniaco-depresiva, o se escinde uno mismo y la realidad, al modo de la esquizofrenia. No hay más salidas, o no las hay de forma prototípica, pues la variedad individual es indefinida y las formas intermedias o mixtas acaban siendo las más frecuentes.

No obstante, algunos sujetos son severamente castigados por Saturno y descarrilan en el camino de su madurez, permaneciendo estancados en el universo depresivo. En ese caso no asumen el fondo contradictorio de la realidad, donde lo bueno y lo malo, el amor y el odio, la presencia y la distancia, se entremezclan en un alimento que supone la mejor dieta para la vida, sino que sólo aceptan los extremos más puros. Esta dualidad les hace caminar con tendencia a ser atraídos magnéticamente por ambos polos de la afectividad, y en cuanto tienen dificultades se hunden o se elevan de forma desproporcionada. La biografía del melancólico, afincada en esas tensiones polares, está condenada a pasar de la noche al día y de lo blanco a lo negro sin transiciones ni soluciones intermedias.

12. Saturno, el dios voraz

Quien castra a su padre y devora a sus hijos tiene obligatoriamente escrito su destino. Las quejas del melancólico tienen ese aire saturnino tan destructivo. Su dolor es centrífugo y contamina e infecta a todos los que le rodean. Los hijos del melancólico están condenados por su culpa, y a sus padres les espera algo parecido. A ambos los da por muertos o los trata bajo la sombra del homicidio. Su ardiente y fría imaginación discurre de dentro a fuera. Su tinta melancólica mancha. En su negra fantasía la propia presencia y el dolor castigan a quien le rodea. Al contrario que el paranoico, que se siente siempre víctima del otro, el melancólico reconoce su culpa y extiende a su entorno el castigo que a su modo de ver se merece con creces. No es tanto él mismo quien padece por sus pecados sino los demás quienes sufren por su causa.

Sin poderse afirmar que esta posición tan radical sea noble o ruin, generosa o resentida, sí que es muy diferente de la de otros depresivos más vulgares. Buen número de ellos son reconocibles dentro de una raíz histérica o paranoide donde prevalece la actitud de víctima, en la que el deprimido se siente acreedor de la sociedad o de la familia, a los que indirectamente, con el lenguaje de su decaimiento, reclama que le concedan la felicidad y la salud que le deben. El otro no está impregnado de la miseria y suciedad que emanan de su propia tristeza, sino que es esa tristeza que le embarga la que proviene del mal ajeno. Gran parte de las depresiones actuales son de origen neurótico y más concretamente histérico, lo que las convierte a menudo en una fuente de quejas que ni siquiera llega a la consideración de lamentos. Son simplemente reivindicaciones bañadas por el llanto y disfrazadas por la máscara de la desolación. En estos juegos del deseo y en esa impostura que acompaña al dolor y a la aflicción se reconoce a la histeria y se descarta la melancolía, que siempre comparece bajo las angustiosas verdades de la tragedia.

En el fondo, hay algo criminal en todo saturnino. Un rasgo violento que se oculta detrás de sus suspiros. Ya apuntó Freud que, desde el punto de vista del inconsciente, en el caso de la melancolía no se trataba tanto de lamentos sino de acusaciones. Pero para entenderlo no hace falta recurrir a estas inversiones, pues en la nada misma de la melancolía se agazapa una venganza mortal que lo explica. Aunque sea contra sí mismo, el suicidio del melancólico evoca un delito penal y no un simple delito de lesa divinidad como cree el cristianismo. No surge de una decisión razonada ante las penalidades padecidas o crecientes, ni por falta de sentido en la vida, como acontece normalmente en la esfera depresiva más habitual y tenue, sino que en el melancólico profundo o psicótico tiene más de inmolación y sacrificio, de rito sagrado en el que arrastra a los demás en su compañía. El dolor melancólico, el de la melancolía radical y estéril, es un dolor que condena a los más próximos, a todos los que le rodean en sociedad. De este modo nuestro saturnino se protege del otro, esto es, de la amenaza implacable de un deseo que ni le pertenece ni acierta a retribuir, recurriendo a medidas asesinas. Se ha dicho, quizá con un tono algo altivo, que el suicida, cualquiera de ellos, siempre lo hace contra alguien al que deja el muerto de la manera más desconsiderada, violenta y despectiva, pues sabe que por su decisión no hay duelo posible para el superviviente. El melancólico no es una excepción a este código maligno, su muerte está siempre rodeada de víctimas que se derrumban a su alrededor como si se tratara de un atentado suicida. Con su muerte los condena de forma sumarísima.

13. Saturno deudor

Saturno, al fusionarse con el Cronos romano, se convirtió también en el protector de los campos y las cosechas, de los lisiados y de los salteadores de caminos. Es por lo tanto el dios de la reclamación y la deuda. Todos somos deudores de un préstamo original que gana figura y fisonomía durante los primeros años de vida, cuando nuestra supervivencia está en manos de los demás de modo absoluto. Deuda que cancelamos mediante la reparación y fomentando los elementos que impulsan la piedad y el buen corazón. Debido a esta particularidad, las manifestaciones de la tristeza se atemperan o arrecian en torno a una deuda. Esto lo observamos tanto en el melancólico profundo, que desespera porque su deuda no admite reclamación, como en el deprimido histérico que, al contrario, la reclama de continuo porque se siente agraviado y tratado con desconsideración.

El primero no acierta nunca a reparar suficientemente el dolor de los demás, pues considera irredimible cualquier daño que cree haberles causado. Impotencia que probablemente refleja un odio oculto que no se atreve a reconocer por su intensidad y por su propia debilidad para asumirlo. Odio quizá justificado por sus experiencia infantiles, cuando siendo víctima de algún accidente psicológico no acertó a pacificar el suceso con alguna fórmula de compromiso y no pudo desprenderse del ansia de desquite.

El segundo, en cambio, el triste de hábitos histéricos, asume fácilmente su estatus de acreedor y no reconoce nunca su deuda ni cualquier equivalente de aquella situación original. Se queja, reivindica, reprocha y culpa a los demás de no devolverle lo que es suyo, esto es, la felicidad que se le escapa bajo la capa de rencor que no consigue aliviar. La deuda y la obligación queda sustituida por la reivindicación y los derechos.

14. Saturno culpable e inocente

Por otra parte, el estado maníaco que testimonia del otro polo de Saturno puede entenderse precisamente como una defensa psicológico contra las deudas, que quedan negadas bajo la hiperactividad, las compras masivas, la falta de atención y la fuga de ideas. De ese estado, como de su opuesto más triste, le puede rescatar una oportuna idea paranoide que extraiga la culpa de su interior y se la atribuya a los demás. Construirse un enemigo puede ser la solución para escapar de las garras de Saturno. En frase proverbial se dijo que lo que Saturno daña, Júpiter lo enmienda. El dios de la guerra y la paz, el *Optimus Maximus*, nos concede la posibilidad de encontrar un enemigo y declararle la guerra para huir de la melancolía. Cuando las armas del deseo se entregan, el melancólico puede encontrar en el odio y la enemistad un reconstituyente insólito y necio pero eficaz. El entusiasmo causado por la guerra no está fuera de lugar, es la solución humana, *demasiado humana*, contra el aburrimiento y la tristeza.

La misma oportunidad se le ofrece al melancólico si consigue poner a su disposición las estrategias obsesivas. Una buena idea obsesiva o un ritual suficiente, si bien no llegan del todo al otro, al menos capacitan al deseo para asomar la cara y salir de su tumba, aunque sea bajo el control de mil dudas, desvíos y precauciones. Cierto que un ramillete obsesivo no le devuelve a uno a la mejor de las vidas, pero le autoriza a intentar compartir la suya. Por ese motivo muchos melancólicos limpian y limpian obsesivamente, quizá por una razón reparadora similar a la que anima a los esquizofrénicos cuando purifican.

En la naturaleza de Saturno palpitan la ambición y la tiranía. Es lógico, por consiguiente, que el melancólico se caracterice por una conciencia intensificada de sí mismo. El universo melancólico es narcisista y egoísta. A su manera voraz. Su tristeza impresiona frecuentemente como una manifestación de potencia, de megalomanía y desinterés por el otro. El interés por sí mismo, por su dolor psíquico y su culpa, es proporcional a su indiferencia por el mundo. Aunque hunda en el fango lo que llamamos habitualmente amor propio o autoestima, ser el más triste y desesperado puede llegar a mostrarse tan complaciente para él como ser el más genial y prestigioso. Desde luego que es un amor a sí mismo negro, bilioso y despectivo, pero sólo desde ese pedestal se puede uno autoacusar pública y desvergonzadamente de bajeza e indignidad, como hace para nuestra sorpresa de forma habitual. Quizá parezca excesivo, pero la actitud del melancólico refleja bien en su desproporcionada exageración cuanto hay de indigno en el hombre normal. Ni siquiera es una intensificación de nuestra maldad lo que retrata, se limita a una exhibición descarada y sin tapujos del goce interno y secreto que alimenta nuestras peores acciones. En ese sentido el melancólico tiene razón en lo que dice. Acierta de pleno. Es nuestro representante más veraz. La indignidad que propala es nuestra indignidad.

El doble asesinato de su progenie, tanto de sus ascendientes como de sus descendientes, lo realiza Saturno a la luz de las estrellas. Este suceso impune condiciona la culpa de los melancólicos. Todos son herederos de un delito que no cometieron en primera persona y del que no reciben más castigo que su tristeza. La culpa, pese a no haber participado directamente en aquel delito primigenio, se ceba en ellos. Naturalmente en su caso no se trata de la culpa que conduce a la penitencia y el propósito de la enmienda, sino la que arrastra al hombre a la desesperación. Al melancólico no le persigue nadie como sucede en la paranoia, pero la culpa transparenta, desnuda y avergüenza. Pese a su carácter íntimo, la culpa abre de par en par las puertas de la conciencia y expone su pena ante los demás. El otro no perjudica pero curiosea. Su crítica amenaza al melancólico que no ve modo de ocultar sus delitos y sus penas. Todos se enteran, aunque no a causa de que una máquina de influenciar robe, difunda o imponga las ideas —como ocurre en la esquizofrenia—, sino porque es una luz penetrante ilumina lo más secreto de cada uno: la culpabilidad.

La culpa, entendida como origen del deseo, como fuente primaria del pecado que despierta el ansia de saber y de sexo, queda en primer plano cuando el deseo languidece, se retira y deja el espíritu abúlico y exánime. Cuando se descorre la cortina de su presencia, lo único que salta al primer plano es la culpa que guardaba, que inunda e impregna todo recordándonos que ese sentimiento es original y que el deseo es sólo su cómplice en la vida terrena. Conducida a ese extremo, la culpa ahoga la capacidad de amar del melancólico y le predispone para el odio y para el castigo, que él, mientras tanto, va aplicando con sus palabras y su actitud a cuantos le rodean.

Bibliografía citada

A.P.A.: *DSM–III. Manual diagnóstico y estadístico de los trastornos mentales*, Barcelona, Masson, 1983.

—*DSM–III–R. Manual diagnóstico y estadístico de los trastornos mentales*, Barcelona, Masson, 1988.

—*DSM–IV. Manual diagnóstico y estadístico de los trastornos mentales*, Barcelona, Masson, 1995.

—*DSM-5. Manual Diagnóstico y Estadístico de los Trastornos Mentales*, Editorial Médica Panamericana, 2014.

ABRAHAM, K.: «Notas sobre la investigación y el tratamiento psicoanalíticos de la locura maniaco-depresiva y condiciones asociadas» [1911], en *Obras escogidas*, Barcelona, RBA. Biblioteca de Psicoanálisis, 2006.

ÁLVAREZ, J. M.ª y F. COLINA (Dirs.): *Clásicos de la paranoia*, Madrid, Dor, 1997.

ÁLVAREZ, J. M.ª: *La invención de las enfermedades mentales*, Madrid, Editorial Gredos, 2008.

APULEYO: «El demonio de Sócrates», en *La metamorfosis*, Barcelona, Iberia-J. Gil, 1946.

ARISTÓTELES: *Problemas*, Madrid, Editorial Gredos, Biblioteca Clásica Editorial Gredos, 2004.

BAILLARGER, J.: *Recherches sur les maladies mentales*, 2 vols., París, Masson, 1890.

—*Tratado de la alienación mental. Lecciones*, Habana, Imprenta militar, 1863.

BERCHERIE, P.: *Los fundamentos de la clínica*, Buenos Aires, Manantial, 1986.

BERRIOS, G.: Prólogo a José GUIMÓN, *El diagnóstico psiquiátrico no categorial (Relaciones, dimensiones y espectros)*, Bilbao, OMEditorial, 2007.

—*Historia de los síntomas de los trastornos mentales*, México DF, F.C.E., 2008.

BLUELER, E.: «La schizophrénie», *Rapport de psychiatrie au Congrès des médecins aliénistes et neurologistes de France et des pays de langue française, XXX session*, 2-7 agosto, París, Masson, 1926, pp. 2-23 [ed. española: «La esquizofrenia», *Rev. Asoc. Esp. Neuropsiq.*, 1996, vol. XVI, n.º 60, pp. 664-676].

BRETON, A.: *Manifiestos del surrealismo*, Buenos Aires, Argonauta, 2001.

BRIERRE DE BOISMONT, A.: *Des hallucinations*, París, Baillière, 1862.

BÜRGER, Ch. y BÜRGER, P.: *Una historia de la subjetividad de Montaigne a Blanchot*, Barcelona, Akal, 2001.

CALMEIL, L.-F.: *De la folie, considérée sous le point de vue pathologique, philosophique, historique et judiciaire*, vol. I, París, J. B. Baillière, 1845.

CEILLIER, A.: *Recherches sur l'automatisme psychique*, París, H. Delarue, 1927.

CHASLIN, Ph.: *Éléments de sémiologie et cliniques mentales*, París, Asselin y Houzeau, 1912 [ed. española: *Elementos de semiología y clínica mentales*, 2 vols., Buenos Aires, Polemos, 2010].

CHEVRIER, A.: «André Breton et les sources psychiatriques du surréalisme», *Mélusine*, 2007, n.º 27, pp. 53-76, y 2009, n.º 29, pp. 277-288.

CHIARUGI, V.: *Della pazzia in genere, e in specie. Trattato medico-analitico con una centuria di osservazioni*, Florencia, Carlieri, 1793-94.

CHRISTIAN, J.: «Hallucination», en A. DECHAMBRE (ed.),

Dictionnaire encyclopédique des sciences médicales, París, 4.ª Serie, Tomo XII, 1886, pp. 77-121.

CLAUDE, H.: «Mécanisme des hallucinations. Síndrome d'action extérieure», *L'Encéphale*, 1930, 25 (5), pp. 345-359.

CLÉRAMBAULT, G. G. de: *Œuvre Psychiatrique*, 2 vols., París, P.U.F., 1942.

—*El Automatismo Mental*, Madrid, Eolia-Dor, 1995.

COLINA, F.: *Melancolía y paranoia*, Madrid, Síntesis, 2011.

CONSTANTINO EL AFRICANO: *De Melancholia*, Buenos Aires: Larraya, 1992.

CONTI, N. A.: *Historia de la depresión. La melancolía desde la Antigüedad hasta el siglo XIX*, Buenos Aires, Polemos, 2007.

CROW, T.: «La esquizofrenia como precio que paga el *Homo sapiens* por el lenguaje: una solución a la paradoja central en el origen de la esquizofrenia», en J. SANJUAN (ed.), *Evolución cerebral y psicopatología*, Madrid, Triacastela, 2000, pp. 193-226.

DANDREY, P.: *Anthologie de l'humeur noire. Écrits sur la mélancolie d'Hippocrate à l'Encyclopédie*, París, Gallimard, 2005.

DE JAUCOURT: «Melancolía», en D. DIDEROT (editor), *Mente y cuerpo en la* Enciclopedia, Madrid, AEN, 2005.

DESCARTES, R.: *Meditaciones metafísicas*, Madrid, Alfaguara, 1977.

DESVIAT, M. y A. MORENO (Eds.): *Acciones de salud mental en la comunidad*, Madrid, AEN, 2012.

DUMAS, G.: *Le surnaturel et les dieux d'après les maladies mentales (Essai de théogénie pathologique)*, París, P.U.F., 1946.

ESQUIROL, J.-E.-D.: «Mélancolie», en *Dictionnaire des sciences médicales, par une Société de Médecins et de Chirurgiens*, T. XXXII, MÉD–MÉS, París, Panckoucke, 1819, pp. 147–183.

—*Tratado completo de las enajenaciones mentales consideradas bajo su aspecto médico, higiénico y médico-legal*, Madrid, Imprenta del Colegio de sordomudos, 1847 [1838].

—*Memorias sobre la locura y sus variedades*, Madrid, Dorsa, 1991.

EY, H.: *Études psychiatriques*, 2 vols., Perpiñán, CREHEY, 2006.

—*Tratado de las alucinaciones*, 2 vols., Buenos Aires, Polemos, 2009.

FALRET, J-P.: *Des maladies mentales et des asiles d'aliénés: leçons cliniques et considérations générales*, París, Baillière, 1864.

FEUCHTERSLEBEN, E. von: *Lehrbuch der ärztlichen Seelenkunde: Als Skizze zu Vorträgen*, Viena, Carl Gerold, 1845.

FICINO, M.: *Tres libros sobre la vida*, Madrid, AEN, 2006.

FLAUM, M.: «El diagnóstico de esquizofrenia», en Ch. L. SHRIQUI y H. A. NASRALLAH (Eds.), *Aspectos actuales en el tratamiento de la esquizofrenia*, Madrid, Edimsa, 1996, pp. 3-45.

FOUCAULT, M.: *Las palabras y las cosas: una arqueología de las ciencias humanas*, Siglo XXI, México DF, 1968.

—*Historia de la locura en la época clásica*, 2 vols., México DF, F.C.E., 1976 [1964].

FRANCK, N. y F. THIBAUT: «Hallucinations», *Encycl Méd Chir*, Psychiatrie, 37-120-A-10, 2003, 18 p.

FREIXAS, J.: *Psicopatologia psicoanalítica. El model Freud-Abraham*, Barcelona, Columna, 1997.

FREUD, S.: *Obras Completas*, 23 vols., Buenos Aires, Amorrortu editores, 1976.

—*Nuevas lecciones introductorias al psicoanálisis*, *Obras completas*, Tomo VIII, Madrid, Biblioteca Nueva, 1974.

GADAMER, H. G.: *Verdad y Método*, Salamanca, Sígueme, 1977.

GAY, E., CARMONA, J. y F. del RÍO (Coords.): *El sujeto: el sujeto de la conducta, el sujeto de la relación, el sujeto en la sociedad actual*, Madrid, AEN, 2015.

GENIL-PERRIN, G.: *Les paranoïaques*, París, Maloine, 1926.

GILLET, L.: *Stèle pour James Joyce*, Marsella, Sagittaire, 1941.

GIRARD, M.: «Gaëtan Gatian de Clérambault: morceaux choisis pour un parcours historique», en P. MORON *et al.*, *Clérambault maître de Lacan*, París, Les empêcheurs de penser en rond, 1993, p. 11-76.

GRIESINGER, W.: *Die Pathologie und Therapie der psychischen Krankheiten* (4.ª ed.), Berlín, F. Wreden, 1871.

GUIRAUD, P. : *Psychiatrie générale*, París, Le François, 1950.

GUISLAIN, J.: *Lecciones orales sobre las frenopatías*, tomo I, Madrid, Enrique Teodoro, 1881.

—*Traité sur les Phrénopathies, ou doctrine nouvelle des maladies mentales*, Bruselas, 1835.

GUYONNET, D.: «L'injure dans la psychose», *Recherches en psychanalyse* 2/2011, n.° 12, pp. 188-195.

HARE, E. H.: *El origen de las enfermedades mentales*, Madrid, Triacastela, 2002.

HARPUR, P.: *Realidad demoníaca*, Girona, Atalanta, 2007.

HASLAM, J.: *Observations on insanity: with practical remarks on the disease, and an account of the morbid appearances on dissection*, Londres, Printed for F. and C. Rivington, and sold by J. Hatchard, Londres, 1768.

HEGEL, G. W. F.: *Fenomenología del espíritu*, México DF, F.C.E., 1985.

HEIDEGGER, M.: *De camino al habla*, Barcelona, Ediciones del Serbal, 2002 [1959].

—*Carta sobre el «Humanismo»*, Madrid, Alianza, 2006.

—«Hölderlin y la esencia de la poesía. En memoria de Norber Von Helligrath caído el 14 de diciembre de 1916», en *Arte y Poesía*, México DF, F.C.E., 2006.

HEUYER, G., AJURIAGUERRA, J. de y J. M. PIGEM: «El síndrome de automatismo mental de De Clérambault y su importancia en psiquiatría», *Anales de Medicina y Cirugía*, 1950, vol. XXVIII, n.° 62, pp. 126-147.

HOFMANNSTHAL, H. von: *Carta de Lord Chandos*, Madrid, Colegio Oficial de Aparejadores y Arquitectos Técnicos de Madrid, 1982.

HOMERO: *La Ilíada*, Madrid, Editorial Gredos, 1991.

HUERTAS, R.: *El siglo de la clínica*, Madrid, Frenia, 2004.

JACKSON, S. W.: *Historia de la melancolía y de la depresión desde los tiempos hipocráticos hasta la actualidad*, Madrid, Turner, 1989.

JÁMBLICO: *Sobre los misterios egipcios*, Madrid, Editorial Gredos, 1997.

—*Vida pitagórica. Protréptico*, Madrid, Editorial Gredos, 2003.

JANET, P.: *L'Automatisme psychologique. Essai de psychologie expérimentale sur les formes inférieures de l'activité humaine*, París, Alcan, 1889.

JASPERS, K.: *Psicopatología General*, Buenos Aires, Beta, 1963.

JAYNES, J.: *The Origin of Consciousness in the Breakdown of the*

Bicameral Mind, A Mariner Book Houghton Mifflin Company, Boston y Nueva York, 2000.

JOYCE, J.: *Finnegans Wake*, Nueva York, Penguin Books, 1999.

—*Ulises*, Madrid, Cátedra, 2004.

—*Occasional, Critical, and Political Writing*, Oxford, Oxford University Press (edición de Kevin Barry), 2008.

KANT, I.: *Los sueños de un visionario*, Madrid, Alianza, 1987.

—*Crítica de la razón pura*, Tecnos, Madrid, 2002.

KIERKEGAARD, S.: *El concepto de angustia*, Madrid, Alianza, 2007.

—*O lo uno o lo otro. Un fragmento de vida*, Vols. I y II, Madrid, Trotta, 2007.

KLIBANSKY, R., PANOFSKY, E. y F. SAXL: *Saturno y la melancolía*, Madrid, Alianza, 1991.

KRAEPELIN, E.: «Einleitung» [Introducción], *Psychiatrie. Ein Lehrbuch für Studierende und Ärzte* (5.ª ed.), Leipzig, J. A. Barth, 1896, pp. 1-11.

—«Das manisch-depresive Irresein», en *Psychiatrie. Ein Lehrbuch für Studirende und Ärzte* (8.ª ed.), vol. III, Leipzig, J. A. Barth, 1913, pp. 1183-1395 [ed. española: *La locura maniaco-depresiva*, Madrid, Ergon. Biblioteca de los Alienistas del Pisuerga, 2012].

—«Die Verrücktheit (Paranoia)», en *Psychiatrie. Ein Lehrbuch für Studierende und Ärtze* (8.ª ed.), vol. IV, Leipzig, J. A. Barth, 1915, pp. 1709-1779 [ed. española: «La locura (paranoia)», en José María ÁLVAREZ y Fernando COLINA (Dirs.), *Clásicos de la paranoia*, Madrid, Dor, 1997, pp. 121-197].

—*Cien años de psiquiatría*, Madrid, AEN, 1999.

KRETSCHMER, E.: *El delirio sensitivo de referencia*, Madrid, Triacastela, 2000.

LACAN, J.: *Écrits*, París, Éditions du Seuil, 1966.

—«L'insuccès de l'une bévue. Leçon du 17/5/1977», *Ornicar?*, 1979, n.º 17-18, pp. 7- 23.

—*El Seminario de Jacques Lacan. Libro 3: Las psicosis*, Barcelona–Buenos Aires, Paidós, 1981.

—*Autres écrits*, París, Seuil, 2001.

LANTÉRI-LAURA, G.: *Les hallucinations*, París, Masson, 1991.

—*Ensayo sobre los paradigmas de la psiquiatría moderna*, Madrid, Triacastela, 2000.

—«Évolution du champ de la psychiatrie moderne: frontières et contenu», *L'évolution psychiatrique*, 2003, n.º 68, pp. 27-38.

—«L'objet de la psychiatrie et l'objet de la psychanalyse», *L'évolution psychiatrique*, 2005, 70, pp. 31-45.

LÉLUT, F.: *Du Démon de Socrate*, París, Trinquart, 1836.

LÉVY-VALENSI, J.: *L'Automatisme mental dans les délires systématisés chroniques d'influence et hallucinatoires. Le Syndrome de dépossession*, París, Masson, 1927.

MASSELON, R.: *La mélancolie. Étude médicale et psychologique*, París, Alcan, 1906.

MIGNARD, M.: «La subduction mentale morbide et les théories psychophysiologiques», *L'année psychologique*, 1924, vol. 25, n.º 1, pp. 85-105.

MILLER, J.-A.: «Enseñanzas de la presentación de enfermos», *Ornicar?*, 1981, n.º 3, pp. 47-64.

—*Elucidación de Lacan: charlas brasileñas*, Buenos Aires, Ed. EOL-Paidós, 1998.

—*Los inclasificables de la clínica psicoanalítica*, Buenos Aires, Paidós, 1999.

—*La psicosis ordinaria*, Buenos Aires, Paidós, 2004.

—*Extimidad*, Buenos Aires, Paidós, 2010.

—*El ultimísimo Lacan*, Buenos Aires, Paidós, 2013.

MINKOWSKI, E.: *El tiempo vivido: estudios fenomenológicos y psicológicos*, México DF, F.C.E., 1973.

—*Traité de Psychopathologie*, Institut Synthélabo, Le Plessis-Robinson, 1999 [1966].

MONTAIGNE, M. de: *Ensayos*, Barcelona, Iberia, 1968.

MONTASSUT, M.: *La constitution paranoïaque*, París, Commelin, 1924.

MORENO CLAROS, L. F.: «Arthur Schopenhauer, el filósofo pesimista (Estudio introductorio)», en A. SCHOPENHAUER, *El mundo como voluntad y representación. De la cuádruple raíz del principio de razón suficiente*, Madrid, Editorial Gredos, 2010, pp. XI-CXLVII.

MORSELLI, E.: *Manual de semiología de las enfermedades mentales. Guía de las diagnosis de la locura para uso de los médicos (Selección)*, Edición de Alienistas del Pisuerga, Madrid, Ergon, 2011.

NODET, Ch.-H.: *Le Groupe des psychoses hallucinatoires chroniques: Essai nosographique. Préface du professeur Henri Claude*, París, Doin, 1938.

NOVELLA, E. y R. HUERTAS: «El Síndrome de Kraepelin-Bleuler-Schneider y la Conciencia Moderna: Una Aproximación a la Historia de la Esquizofrenia», *Clínica y Salud*, 2010, vol. 21, n.º 3, pp. 205-219.

ORTHNER, H.: «Zur Frage des psychiatrischen Krankheitsbegriffes», *Psyche*, 1949, tomo 3, fascículo 8, pp. 561-574.

PASCAL, B.: *Pensamientos*, en VVAA, *Moralistas franceses. Máximas, pensamientos y caracteres*, Córdoba, Almuzara, 2008.

PELLION, F.: «Six notes à propos de l'hallucination verbale selon Jacques Lacan: un cas du dialogue psychanalyse/psychiatrie», *Cliniques méditerranéennes* 1/2005, n.º 71, pp. 283-299.

PINEL, Ph.: *Traité médico-philosophique sur l'aliénation mentale*, París, Brosson, 1809.

PLATÓN: *Apología de Sócrates*, en *Diálogos*, vol. I, Madrid, Editorial Gredos, 1981.

PLUTARCO: «Sobre el demon de Sócrates», en *Obras morales y de costumbres (Moralia)*, vol. VIII, Madrid, Editorial Gredos, 1996.

PORTER, R.: *Breve historia de la locura*, México DF, F.C.E., 2003.

POSTEL, E.: *Études et recherches philosophiques et historiques sur les hallucinations et la folie jusqu'à la fin du siècle dernier*, Caen, B. de Laporte, 1859.

POSTEL y Cl. QUETEL, *Nueva historia de la psiquiatría*, México DF, F.C.E., 2000.

REIL, J. Ch.: *Rapsodias sobre el empleo del método de cura psíquica en los trastornos del espíritu*, en VV.AA., *El nacimiento de la psiquiatría*, Buenos Aires, Polemos, 2012.

REVAULT D'ALLONNES, G.: «La polyphrénie», *Annales médico-psychol.*, 1923, II, pp. 229-243.

RIBOT, Th.: *Les maladies de la volonté*, París, Alcan, 1888.

RITTI, A.: «Eloge du professeur Ch. Lasègue», *Annales Médico-psychologiques*, 1885, n.º 2, pp. 88-120.

ROMME, M. A. y A. D. ESCHER: «Hearing voices», *Schizophrenia Bulletin*, 1989, 15 (2), pp. 209-216.

SAN AGUSTÍN: *Confesiones*, Madrid, Aguilar, 1941.

SAUSSURE, F.: *Curso de lingüística general*, Buenos Aires, Losada, 1945.

SCHELLING, F.: *Investigaciones filosóficas sobre la esencia de la libertad humana y los objetos con ella relacionados*, Anthropos, Barcelona, 1989.

SCHNEIDER, K.: *Psicopatología clínica*, Madrid, Fundación Archivos de Neurobiología, 1997.

SCHOPENHAUER, *El mundo como voluntad y representación. De la cuádruple raíz del principio de razón suficiente*, Madrid, Editorial Gredos, 2010.

SCHREBER, D. P.: *Sucesos memorables de un enfermo de los nervios*, Madrid, AEN, 2003.

SCHÜLE, H.: *Traité clinique des maladies mentales*, París, Adrian Delhaye et Émile Lecrosnier, Éditeurs, 1888.

SÉGLAS, J.: *Des troubles du langage chez les aliénés*, París, Rueff, 1892.

—*Leçons cliniques sur les maladies mentales et nerveuses*, Asselin et Houzeau, París, 1895.

—*Le délire des négations. Sémiologie et diagnostic*, París, Masson, 1897 [ed. española: Jules COTARD y Jules SÉGLAS, *Delirios melancólicos: negación y enormidad*, Madrid, Ergon. Biblioteca de los Alienistas del Pisuerga, 2008].

—«Préface», en H. EY, *Hallucinations et délires*, París, Alcan, 1934.

—«Las alucinaciones y el lenguaje», *Rev. Asoc. Esp. Neuropsiq.*, 1998 [1934], vol. XVIII, n.º 68, pp. 673–677.

—*Alucinados y perseguidos. Lecciones clínicas sobre las enfermedades mentales y nerviosas (selección)*, Edición de Alienistas del Pisuerga, Madrid, Ergon, 2012.

SPINOZA, B.: *Ética demostrada según el orden geométrico*, Madrid, Trotta, 2000.

STAROBINSKI, J.: *Histoire du traitement de la mélancolie des origines à 1900*, Basilea, J. R. Geigy, 1960.

SWAIN, G.: *Diálogo con el insensato*, Madrid, AEN, 2009.

TARNAS, R.: *La pasión de la mente occidental*, Girona, Atalanta, 2008.

TASSO, T.: *Los mensajeros*, Valladolid, Cuatro, 2007.

TOVAR, A.: *Vida de Sócrates*, Barcelona, Círculo de Lectores, 1992.

TRILLAT, É.: «Una historia de la psiquiatría en el siglo XX», en J. VV.AA.: *Les premieres psychoanalystes*, vol. IV, París, Gallimard, 1983.

WEYNE, P.: *Foucault. Pensamiento y vida*, Barcelona, Paidós, 2009.

WITTGENSTEIN, L.: *Investigaciones filosóficas*, Barcelona, Ediciones Atalaya, 1999.

—*Tractatus logico-philosophicus*, Madrid, Tecnos, 2003.

Sobre los autores

José María Álvarez (León, 1960) es psicoanalista miembro de la Asociación Mundial de Psicoanálisis, Doctor en Psicología y Especialista en Psicología Clínica del Hospital Universitario Río Hortega de Valladolid. Entre sus publicaciones cabe mencionar *Estudios sobre la psicosis* (Xoroi Edicions, 2013), *La invención de la enfermedades mentales* (2008, Editorial Gredos; 1999, Dorsa) y *Fundamentos de psicopatología psicoanalítica* (Síntesis, 2005), tratado del que es coautor con R. Esteban y F. Sauvagnat.

Vive en Valladolid, donde compagina la asistencia pública y la clínica privada. Como docente, es Coordinador-tutor de Psicología Clínica del H. U. R. H. de Valladolid y formador de residentes PIR y MIR.

También es Coordinador del Seminario del Campo Freudiano de Castilla y León.

Es uno de los fundadores de la Otra psiquiatría y uno de los tres Alienistas del Pisuerga, con quienes ha editado ocho volúmenes de clásicos de la psicopatología.

Fernando Colina (Valladolid, 1947) es psiquiatra, miembro de la Asociación Española de Neuropsiquiatría (AEN)y colaborador del movimiento La Revolución Delirante. Participó en la reforma psiquiátrica de Valladolid, siendo Director del Hospital Psiquiátrico hasta su cierre. En la actualidad ocupa la Jefatura de Servicio de Psiquiatría del Hospital Universitario Río Hortega.

Es autor de *Sobre la locura* (Cuatro, 2013), *Melancolía y paranoia* (Síntesis, 2011), *De locos, dioses, deseos y costumbres* (Pasaje de las letras, 2007), *Deseo sobre deseo* (Cuatro, 2006), *El saber delirante* (Síntesis, 2001), *Escritos psicóticos* (DOR, 1996) y *Cinismo, discreción y desconfianza* (Junta de Castilla y León, 1991).

En colaboración con Mauricio Jalón ha escrito tres libros de entrevistas: *Reales e imaginarios. Diálogos* (Cuatro, 2010), *Los tiempos del presente. Diálogos* (Cuatro, 2000) y *Pasado y presente. Diálogos* (Cuatro,1996).Ha sido Director de la Revista de la AEN y Director de publicaciones de la AEN desde el año 1993 hasta el 2000.

Índice de materias

U

Uno, unidad   7-8, 10, 14,
                   30 (n), 46, 59,
                   80-81, 93, 105,
                   122, 125-126,
                   133 (n), 137,
                   141, 157

V

Ventrílocuo   28-30, 54, 79,
                   83, 85, 90, 93,
                   95, 103, 120

Verdrängung,   47 (n)
represión

Verwerfung,   47 (n), 109-110
forclusión,
rechazo radical

Visionario   28-30, 33 (n), 54
                   (n), 63, 79, 85,
                   87-88, 90

Voz, voces   7-10, 15-20,
                   22-23, 25-26,
                   28-36, 38, 40,
                   51-61, 63-77,
                   79-81, 86-96,
                   102, 104 (n),
                   106-109, 119

X

Xenopatía,   7, 13, 15-16,
xenópata,   27-28, 30-31,
xenopático   37, 40, 42, 46,
                   51-57, 78-79,
                   81, 85, 94-95,
                   99, 102-104,
                   109, 111-112,
                   116-120

Índice de nombres

Otros títulos en esta colección

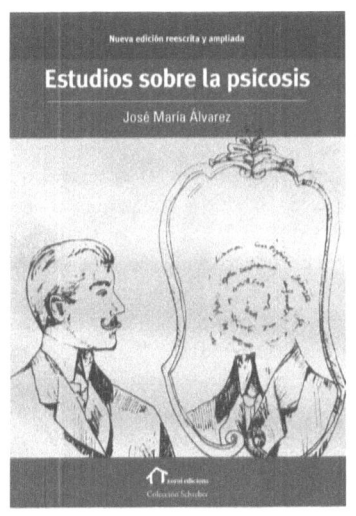

Nueva edición reescrita y ampliada

Estudios sobre la psicosis

José María Álvarez

Trece estudios componen este libro. En todos se analiza la psicopatología de la psicosis, en especial los fenómenos elementales, el delirio y la alucinación. Aunando la tradición filosófica, los clásicos de la psiquiatría y el psicoanálisis, el autor analiza las experiencias del psicótico, punto de partida de su investigación. A medida que éstas se exploran siguiendo el testimonio directo del psicótico, se va perfilando una lógica interna que proporciona una explicación cabal sobre el nacimiento a la locura, las distintas posiciones que el sujeto puede adoptar en ella y las estrategias de las que dispone para reconducir su verdadero drama, tan inefable como solitario. De esta manera, partiendo de la psicología patológica se consiguen configurar las bases que convienen al trato y al diálogo con el alienado. Al desarrollar esta modalidad de análisis se aspira a articular la psicopatología y la terapéutica, las dos dimensiones de la clínica en su estado más puro. A diferencia de las dos ediciones anteriores, esta obra se amplía con tres nuevos estudios que le aportan unidad y visión de conjunto. En ellos se analizan sobre todo las formas normalizadas o discretas de la locura y se precisan las experiencias genuinas que la caracterizan y definen.

Los artículos que integran este libro son el ejemplo cabal de una psiquiatría distinta. En medio de la vorágine positivista, cuando el sentido de la clínica ha perdido su vocación por la escucha y las preguntas, surge de pronto el discurso de José María Álvarez para resucitar la tradición y actualizar los enigmas.

Fernando Colina

...un ensayo hecho con entusiasmo y con rigor conceptual, en donde, a partir de la teoría freudiana y de la enseñanza de Lacan, trata José María Álvarez de acercarnos al enigma de la psicosis...

José R. Eiras

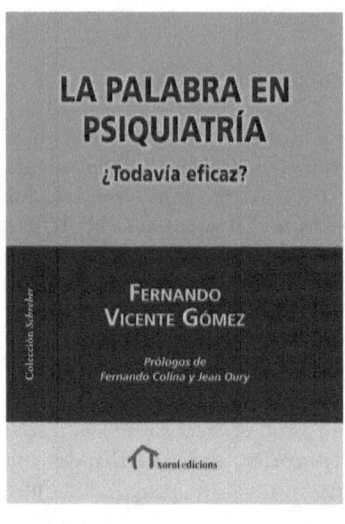

LA PALABRA EN
PSIQUIATRÍA
¿Todavía eficaz?

Colección Schreber

FERNANDO
VICENTE GÓMEZ

Prólogos de
Fernando Colina y Jean Oury

soroi edicions

El discurso actual, tanto el social como el que se manifiesta en algunos medios psiquiátricos, nos empuja a negar el cuerpo como superficie del lenguaje del síntoma.

El cuerpo sería así sólo un objeto biológico o un conjunto de órganos susceptibles de ser educados o reeducados.

El libro de Fernando Vicente, que no sólo está dirigido a los profesionales de la salud mental, nos transmite, a través de su recorrido, otras vías para escuchar y acoger los sufrimientos que las diversas patologías psiquiátricas nos muestran, lo que puede llevarnos a evitar caer en un realismo patológico donde casi ninguna posibilidad existiría para quienes sufren una alienación psíquica y social crónica.

La apuesta que aquí se nos presenta es saber si queremos, a través de nuestra palabra y sobre todo de nuestra escucha —acompañadas ambas de «nuestros testimonios profesionales»— que la cronicidad patológica y mortífera sea una realidad inevitable o más bien una situación dinámica y siempre posible de mejorar.

La tesis principal del autor es que la palabra, además de presentarse como el principal recurso para gobernarse en sociedad, es también el mejor alimento que podemos ofrecer al psicótico. Algunos lo encontrarán obvio, pero la palabra es un bien fugitivo que se nos escapa de continuo. Hablar es difícil, pese a su aparente sencillez, dejar hablar es aún más complejo, y hacer hablar a quien tiene dificultad para hacerlo puede llegar a ser una tarea en el límite de lo posible.

No obstante, basta mencionar el concepto palabra *para cortar por la mitad la psiquiatría. Se sostiene que desde que Freud propuso que el delirio no era tanto un déficit como un intento autocurativo, la psiquiatría quedó dividida en dos: una, científica o biomédica, que reniega de esa posibilidad y apunta al cerebro como único escenario causal y terapéutico, y otra, más decidida y arriesgada, más arrojada al hombre y a la vida, que señala directamente al sujeto.*

Fernando Colina

www.ingramcontent.com/pod-product-compliance
Lightning Source LLC
Chambersburg PA
CBHW021425170526
45164CB00001B/93